診療かかりつけ医」が
患者を救う

菊池大和
KIKUCHI YAMATO

幻冬舎MC

はじめに

　少子高齢化の進行により都市部に人口が集中。それにより地方の公立病院が次々閉鎖されるなど、医療における地域格差が広がっています。また、若い労働力不足による社会保障費の負担の増大も大きな社会問題となっています。これらの問題を解消し、限られた医療資源を有効活用するために「地域医療構想」が進められています。２０１５年に政府が策定し、病院やベッドの数が人口に見合うよう調整したり、急性期・回復期・慢性期といった病状に応じた医療機関の役割を明確にして地域にある医療機関の連携を強化したりといった取り組みが都道府県ごとに行われています。

　その構想のなかで、病気・けがの初期治療や、慢性疾患の投薬を受けもつのが「かかりつけ医」です。日本医師会は、「身近で頼りになる地域医療、保健、福祉を担う総合的な能力を有する医師」をかかりつけ医と呼んでいます。具合が悪くなったときにまずかかる医療の「入り口」として重要視されているのです。

かかりつけ医がしっかり機能すれば、規模の大きい総合病院等はより重症な患者の治療に専念でき、効率よくかつ質の高い医療が実現できるからです。

しかし、実際は理想とはほど遠い状況です。

例えば、腰痛は整形外科、咳なら呼吸器科、下痢なら消化器科、といったように、症状や部位によって何軒も回らなければなりません。また、いろいろな診療科をたらい回しにされたあげくに不調の原因がはっきりせず、なかには、命に関わる病気を見逃され、手遅れになってしまったというケースも、実は少なくないのです。

これは、日本の医療が「縦割り」、つまり臓器ごと、診療科別に発達しており、その人全体を診る視点に欠けた体制になっているためです。

今いる開業医のほとんどは、こうした縦割り医療体制から生まれた、自分の専門しか診ない医師といわざるを得ません。身近で頼りになる存在とも、総合的な能力を有しているとも、とてもいえない「名ばかりかかりつけ医」が溢れている、これが今の日本の地域医療の実状なのです。

これではとうてい、健康が守られる保証は得られそうにないばかりか、救われるはずの命も救われない事態になりかねません。

これからの地域医療にとって、本当に必要なかかりつけ医とは、「なんでも診る」医師なのです。患者の全身を診ることができ、CTなどの画像検査機器を完備し原因疾患をつきとめることができる医師です。「うちでは分からないから、ほかへ行って」では、国が考える「医療の入り口」にはなりません。診断をつけて、そのうえで高度な治療を要する場合はより専門性の高い医療機関へ紹介するのが、かかりつけ医の本来の役割のはずです。加えて、「いつでも診る」医師でなければならないと考えます。夜間でも休日でも、困ったときにすぐ受診できれば、これほど安心なことはないでしょう。
それが本書のタイトルにある「総合診療かかりつけ医」です。

私は医大卒業後、外科医として研鑽を積んだのち救急医療に携わったことを契機に、外科のみならずなんでも診られる総合診療かかりつけ医こそ地域医療には必要だ、と確信するに至りました。

そして2017年、国内にまだほとんどいない総合診療かかりつけ医として、神奈川県のいわゆる医療過疎地に開業したのです。土日や平日の遅い時間も診療し、救急も受け入れています。

その甲斐あって開院5年目の今、1日の来院者数は連日200人を超えています。診療を喜んでくれる地域の方々の笑顔を励みに、充実した日々を送っています。

本書では、現在の日本の医療が抱える問題点をふまえ、その解決策となり得る総合診療かかりつけ医とは何か、なぜこれからの日本に必要なのかを述べています。また、総合診療かかりつけ医として開業したい、あるいは興味がある医師の参考になればと、当院立ち上げまでの経緯や、設備、診療体制、近隣医療機関との連携などの取り組みを紹介していきます。

国民から総合診療かかりつけ医を求める声が広がって、医療政策を担う立場の人たちにも伝われば、日本の医療が変わるかもしれないという期待も込めています。

この本を読んで一人でも多くの開業医が総合診療かかりつけ医となり、一人でも多くの人が救われれば、これ以上の喜びはありません。

「総合診療かかりつけ医」が患者を救う　目次

はじめに　3

［第1章］地域医療が重視される時代に、
ますます高まるかかりつけ医の重要性

少子高齢化に待ったなし！　医療ニーズが増え続ける日本　14
必要なときに必要な医療が受けられる体制づくりが急務　20
キーワードは「地域」。医療も介護も住み慣れた街で　23
医療機関の「役割分担」を明確にする　25
困ったときの最初の入り口が「かかりつけ医」　27

［第2章］自分の専門外は診られない、すぐにたらい回し、ワクチンも受け付けない……
巷に溢れる「名ばかりかかりつけ医」

あなたのかかりつけ医は誰ですか？　34

縦割り医療ニッポンの弊害　37
腰が痛い＝整形外科は誤り！　症状で受診先は決められない　40
見逃したら手遅れになる病気はこんなにある！　48
総合病院なら安心、のうそ　53
薬が増えることの危険　55
不要な検査が行われることも　58
コロナワクチンで分かった「名ばかりかかりつけ医」　60
名ばかりかかりつけ医は、その人の全身は分からない　62
救急に対応できないという問題　64
心のケアこそ身近な総合診療かかりつけ医が必要　65

［第3章］

365日診療で、患者の全身の状態を把握するドクター
「総合診療かかりつけ医」とは──
どんな不調も診る医師が必要　72

細分化、専門化が進んでいった日本の診療体制　74
総合診療できることが医師の基本要件　75
大病院には増えつつある総合診療科　76
総合診療かかりつけ医ができること　79
総合診療かかりつけ医は「いつでも診る体制である」　82
総合診療かかりつけ医は「検査設備がそろっている」　83
総合診療かかりつけ医は「救急も受け入れ安心感を与える」　85
総合診療かかりつけ医は「家族みなが医療を受けられる」　88
総合診療かかりつけ医は「検査や薬の重複を避けられる」　90
総合診療かかりつけ医は「昔からの経緯を分かってもらえる」　92
病気の治療だけでなく健診や予防も　94
総合診療かかりつけ医が患者の情報リテラシーを上げる　96
いつでも頼れる心強さは何物にも代えがたい　98
〝総合診療先進国〟の例　99

［第4章］　地域連携、設備の充実、スタッフマネジメント……

「総合診療かかりつけ医」のあるべき姿

私が「総合診療かかりつけ医」を目指したきっかけ　106
病院の総合診療科から開業へ　109
検査機器へのこだわり　113
地域連携で高度な医療も受けられる　115
いつでも頼れるクリニックの条件　116
救急の受け入れ施設としての責任を果たす　118
開院2年で増床を決意　121
スタッフを増員、全員で患者情報を共有　124
スタッフに求めるたった一つのこと　126
心の通う医療を　131
もう1回来てくださいね　135

コロナ禍で発熱外来を開設　137
マスコミからも注目される存在　139

［第5章］「総合診療かかりつけ医」が増えれば、
救われる患者も増える

高齢社会の医療は専門性よりも総合力　144
総合診療かかりつけ医を自治体公認の施設に　147
医学生時から「総合診療」を目指せる仕組みを　151
医療が進歩した今こそ、「なんでも診る」が命を救う　157

おわりに　161

［第１章］

地域医療が重視される時代に、ますます高まるかかりつけ医の重要性

少子高齢化に待ったなし！　医療ニーズが増え続ける日本

日本はいわずと知れた世界有数の超高齢社会です。内閣府「平成30年版高齢社会白書」によると、65歳以上の高齢者は３５００万人を超え、総人口における比率（高齢化率）も27・7％、つまり「４人に１人以上は高齢者」という計算になっています。また、75歳以上高齢者の全人口に占める割合も増加の一途をたどり、２０５５年には25％を超える見込みとされています。

戦後間もない１９５０年代、高齢化率は５％にも満たなかったといいます。それが今や５倍以上です。総人口はすでに減少へ転じていることから、高齢化率の上昇は今後も続く見込みで、推計では２０３６年には33・３％、２０６５年には38・４％にまで達するとの予測も出ています。つまり、約２・６人に１人が65歳以上の高齢者という時代が、もう目の前に来ているのです。

福祉国家と呼ばれ、高齢者への保障が厚いとされている北欧のスウェーデンでも、高齢化率は約20％。米国では約15％ですので、日本は世界でも頭一つ抜ける超高齢社会だとい

［図表１］　高齢化の推移と将来推計

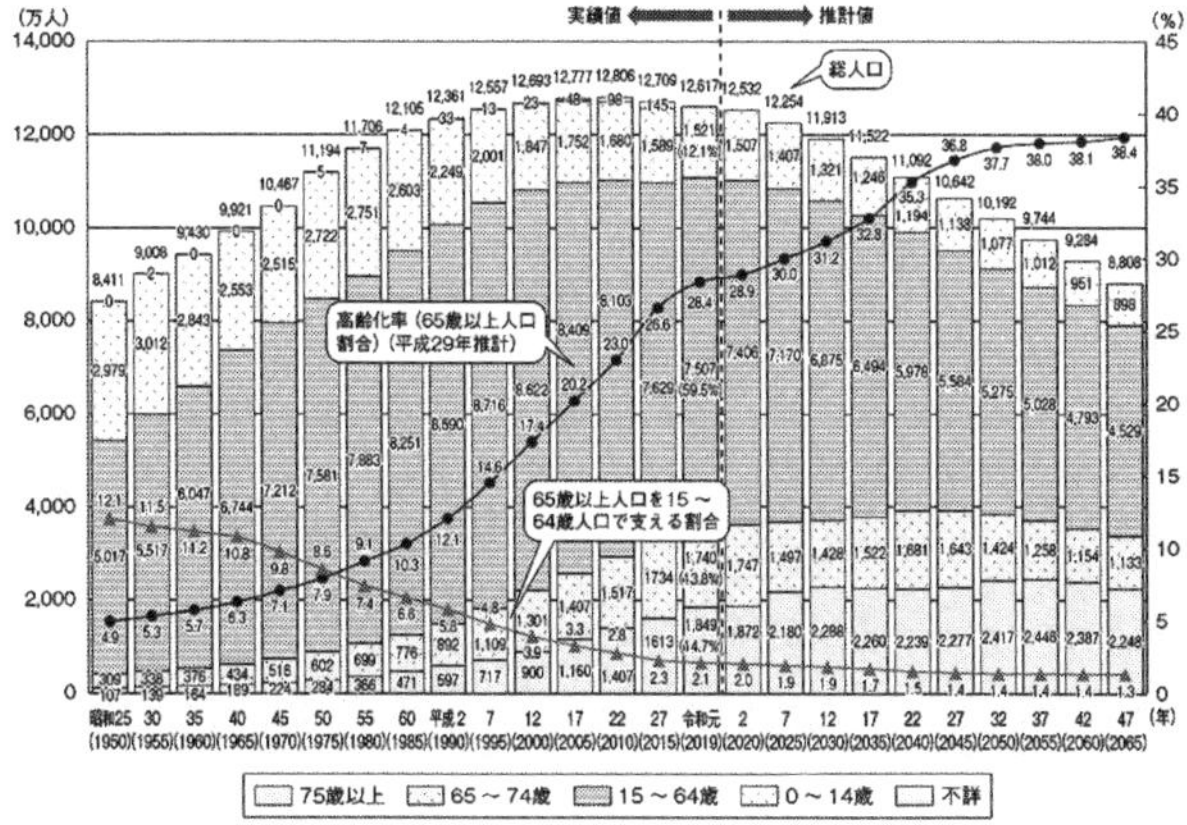

資料：棒グラフと実線の高齢化率については、2015年までは総務省「国勢調査」、2019年は総務省「人口推計」（令和元年10月1日確定値）、2020年以降は国立社会保障・人口問題研究所「日本の将来推計人口（平成29年推計）」の出生中位・死亡中位仮定による推計結果。

（注１）2019年以降の年齢階級別人口は、総務省統計局「平成27年国勢調査　年齢・国籍不詳をあん分した人口（参考表）」による年齢不詳をあん分した人口に基づいて算出されていることから、年齢不詳は存在しない。なお、1950年～2015年の高齢化率の算出には分母から年齢不詳を除いている。ただし、1950年及び1955年において割合を算出する際には、（注２）における沖縄県の一部の人口を不詳には含めないものとする。

（注２）沖縄県の昭和25年70歳以上の外国人136人（男55人、女81人）及び昭和30年70歳以上2万3328人（男8090人、女1万5238人）は65～74歳、75歳以上の人口から除き、不詳に含めている。

（注３）将来人口推計とは、基準時点までに得られた人口学的データに基づき、それまでの傾向、趨勢を将来に向けて投影するものである。基準時点以降の構造的な変化等により、推計以降に得られる実績や新たな将来推計との間には乖離が生じうるものであり、将来推計人口はこのような実績等を踏まえて定期的に見直すこととしている。

出典：内閣府「令和２年版高齢社会白書（概要版）」

うことが分かります。

高齢化が進むと社会にさまざまな、解決すべき課題が出てきます。「2025年問題」という言葉がかなり前から、メディアをにぎわせています。それは戦後すぐの第一次ベビーブーム（1947年～1949年）に生まれた、いわゆる〝団塊の世代〟が2025年以降、後期高齢者（75歳）の年齢に達し、社会的にさまざまな問題が急増することを指しています。

とりわけ深刻と考えられているのが医療分野です。

高齢者が増えれば自ずと、病院にかかったり入院したりする人も増えるということになります。例えば、代表的な生活習慣病といえる糖尿病患者数は、予備群も含めると約2000万人ともいわれており、10年間で1・5倍にも増えています（2018年12月「日本循環器病予防学会誌」）。また、認知症の患者数も右肩上がりを続け、2025年には65歳以上の5人に1人が発症、700万人を突破すると試算されています（2019年6月厚生労働省老健局の資料より）。

単に医療を必要とする人の数だけではなく、長期間にわたり必要とする人の数も増えるという点がポイントです。医療や、その先にある介護へのニーズは今後ますます、高まる一方なのです。

それでは、そうしたニーズに〝こたえる側〟はどうなのでしょうか。

日本は世界のなかで、少子化が際立つ国としても知られています。厚生労働省が発表した2020年（令和2年）の人口動態統計月報年計によると、出生数は約84万人で調査開始以来最も少ない数字となっています。また、2015年（平成27年）の国勢調査によると、15歳未満の子ども人口の比率は12・6％で、調査開始後最低を記録しています。2055年以降は10％程度で推移するともいわれています。

100人いれば40人前後は高齢者、対して子どもは10人いるかいないかというのが今の日本です。戦後まもない1950年頃は逆で、高齢者は約5％にも届かない一方、子どもは40％近くいたとのことですから、この半世紀余で日本社会の人口分布は大きくさま変わりしたといえます。

少子化は労働力の減少に大きく影響します。医療においても、少ない働き手で増え続ける高齢者の患者を支えていかなければなりません。

しかしこれが難しいので、2025年問題が盛んにいわれているのです。

医療従事者の労働環境はさらに過酷になっていくと予想されるとともに、医療業界における需要と供給のバランスが崩れ、病院数の減少や医師不足といった問題が生じる恐れがあります。

少し古いデータですが、2015年の民間信用調査会社の発表によれば、医療機関の休廃業や解散は過去5年間で3倍にもなっています。その主な理由として、地方での医師不足や地域偏在が挙げられています。

日本の場合は都市と地方での人口格差も問題になっています。総人口が減少しているなか、東京の人口は対全国比で上昇を続けている一方、ほかのほとんどの都道府県では人口が減少しており、また近い将来減少に転ずるというデータも出ています。

人口の多い都市部に医療機関も集中する傾向があり、人口減に歯止めがかからない地域では医療機関でも働き手が少なく経営的にも困難となり、閉鎖に追い込まれる施設が増えている、という話も聞こえてきます。人口が少ないといっても医療を必要とする人はいますから、医療機関が近くにないとたいへん不便ですし、場合によっては命にも関わります。

一方、医療機関は都市部でも安心はできません。実は高齢者の増加が急速に進むのは地方よりもむしろ、首都圏をはじめとする都市部であることが総務省ほかのデータから明らかになっています。また、医療機関が多い分、競争も激しいので、淘汰されて廃業するリスクも高いと考えられます。

さらに近年は「2060年問題」という言葉も聞こえてくるようになりました。内閣府によると2030年から2060年の30年間で、労働人口は約1900万人減少し、総人口に占める割合も52%から44%へと過半数を割り込む見込みとされています。これは「働く人」よりも「支えられる人」が増え、経済的な成長が低下してしまうことを意味します。医療分野にとっても打撃となることは間違いありません。

減り続ける労働人口に増え続ける高齢者、経営難に陥る医療機関の増加……このような状況が続けば、医療を受けたくても受けられないといった状況になりかねません。

医師の側からしても、高度な医療技術があるにもかかわらず、必要とする人に提供できず、命を守れなくなる、そんな未来が待ち受けているかもしれないのです。

2025年問題が抱える医療の問題は、医師や看護師、施設の減少だけではありません。医療資源不足も懸念されます。医療資源とは医療に割くことができる資源（人、もの、金、情報）を指します。

いまだに収束しそうにない新型コロナウイルス感染症でも、ベッドがなかなか空かず自宅療養している人がたくさんいます。これも医療資源が不足している一例といえます。

高齢者をはじめ、長期にわたり治療を要する患者がどんどん増えたとしても、その患者たちに提供できる医療資源には限りがあります。うちでの小づちのように、振ればいくらでも出てくるのならいいのですが、残念ながら無尽蔵ではありません。

医療資源の枯渇を阻止するため、今まさに、国全体での改革が迫られているのです。

必要なときに必要な医療が受けられる体制づくりが急務

限られた医療資源を有効に使うにはどうしたらいいか、国ではさまざまな議論が交わされています。

医療保険や介護保険料を値上げすれば財源は確保できるかもしれませんが、それでは国民、特に働き盛りの若い世代に大きな負担がかかってしまいます。後期高齢者の医療費の窓口負担が２０２２年より、１割から２割へと引き上げられる見通しですが、それだけでは解決できません。

そして、お金のことだけではなく、国内における医療機関の分布も議論の対象になっています。

日本の医療機関は地域偏在が問題になっていると述べました。都市部に医療機関が集中する一方、地方には少なく、医療過疎地と呼ばれる地域もあります。

また、一口に病院といっても、ベッド数などの規模や設備はさまざまです。救急を受け付ける、リハビリを専門に行う、長期的な入院治療を必要とする患者を受け入れるなど、特徴もそれぞれです。

それらがどの地域にもまんべんなく、ひととおり配置されていれば問題ありませんが、ベッドの空きがなく遠方へ行かなければならなかったり、病気や怪我の内容によっては急患を受け付けられなかったり、問題が生じているのが実状です。例えば、事故で頭部を打ったというような場合、脳神経外科がない病院では救急外来があっても受け入れを拒否される、ということは実は多々あります。

医療資源を有効に使う、ということは、医療を必要とする人が必要なときにきちんと受けられるようにする、ということです。効率よく、といってしまうと冷たい表現かもしれませんが、具合が悪くて医者に診てもらいたいのに、診てくれるところがない、というのでは困ります。スムーズな受診や受療ができずに、治るものも治らず、こじらせてしまっては結局、かかる費用も高くなるでしょうし、それこそ医療資源の無駄遣いになってしまいます。

また、医療とともに介護の問題も無視できないものになっています。日本人の平均寿命は2020年の統計で男性81・64歳、女性87・74歳、いずれも過去最高を更新しています。高齢化が進行し介護が必要になった人への保障額はさらに増えると見込まれているとともに、介護施設で働く介護士等のスタッフは慢性的な人手不足に陥っています。厚生労働省からは、2025年度には約32万人、2040年度には約69万人の介護職員が足りなくなるという推計も出ており、近い将来、高齢者を支えきれなくなることが憂慮されているのです。

キーワードは「地域」。医療も介護も住み慣れた街で

そこで今、国が取り組んでいるのが「地域ごとに医療や介護の体制を整え、その地域に住んでいる人が医療や介護を必要としたときに、地域のなかで適切なサービスが受けられるようにする」仕組みづくりです。この仕組みを「地域包括ケアシステム」といいます。

「地域包括ケア」とは、「医療や介護が必要な状態になっても、可能な限り、住み慣れた地域でその有する能力に応じ自立した生活を続けることができるよう、医療・介護・予防・住まい・生活支援が包括的に確保される」という考え方です。2025年をめどに、保険者である市町村や都道府県が構築することを目指しています。

地域包括ケアの特徴は、地域一体となり高齢者を支えるシステムであるということです。以前は、サービス提供者それぞれが独自に高齢者を支える仕組みを設けていました。しかし、退院や転院などの理由によって、従来のサービス提供者から離れてしまうと、そこでサービスが途切れてしまうという問題がありました。

地域包括ケアシステムを取り入れることによって、「病院完結型」から、地域全体で治し、支える「地域完結型」となり、自治体の福祉窓口、医療・介護従事者、民間のサービス提供者など、高齢者を支えるさまざまな人たちが、協力して地域ごとの課題に取り組むようになります。それにより、地域の実態に即した医療や介護の提供が可能になることが期待されています。

その構築のめどが２０２５年です。団塊の世代が75歳以上となる頃までに、要介護状態となっても住み慣れた地域で自分らしい暮らしを人生の最後まで続けることができるよう、医療・介護・予防・住まい・生活支援が受けられるようになることを目指しているのです。

特に、今後は認知症の高齢者の増加が見込まれます。認知症が進むと自立した生活が難しくなっていくのは誰もが知るところです。地域包括ケアシステムは、認知症高齢者の地域での生活を支えるためにも重要と考えられています。

高齢化の進み具合は、都市部と地方によっても大きな差があります。そのため、市町村や都道府県が、地域の自主性や主体性に基づき、地域の特性に応じて地域包括ケアシステムをつくり上げていくことになっています。

医療機関の「役割分担」を明確にする

この地域包括ケアシステムと、いわば車の両輪の関係にあるのが「地域医療構想」です。これは、超高齢社会にも耐え得る医療提供体制を構築するため、2014年に成立した「医療介護総合確保推進法」によって制度化された取り組みです。

簡単にいうと、地域住民が住み慣れた地域で、安心して医療を受けられる体制づくりを進めていくものです。

高度急性期、急性期、回復期、慢性期の各病院それぞれに役割があります。

高度急性期

急性期（病気が始まり、病状が不安定かつ緊急性を要する期間）の患者に対し、状態の早期安定に向けて特に密度の高い医療を集中して行う。例えば救命救急病棟や集中治療室で行っている医療を指す

急性期
病気やケガをしたときや抱えていた病気が悪化したときに、集中的な治療や検査、ケア等を行う
回復期
急性期治療を終えたあとに、入院前と比べ日常生活動作が低下した患者に対して、医療や集中的なリハビリテーションを提供し動作の向上や在宅復帰等を目指す
慢性期
急性期治療を終え、病状が比較的安定しているものの、引き続き医療的なケアや医師の管理、看護が必要な患者を療養させる

なお、2014年4月の診療報酬改定で急性期医療後の在宅復帰へのスムーズな移行をサポートする目的で、地域包括ケア病棟が開設されています。

一般病棟で症状が安定すると早期退院という流れがありますが、その際、在宅での生活や療養に不安がある患者、もう少し入院加療すれば社会復帰できるなどといった患者に在

宅復帰の準備をしてもらう、という目的で開設された病棟です。

困ったときの最初の入り口が「かかりつけ医」

さて、地域の医療体制には、先に挙げた急性期、回復期、慢性期病院の各病院だけでなく、町のかかりつけ医も含まれます。

これまでもかかりつけ医は、比較的軽微とされる病気や怪我を診る役割を担ってきました。しかし、日本には街のクリニックで治療が可能であるにもかかわらず、大病院を受診する人が多くいる実状があります。そのために、大病院のキャパシティが軽症の患者でいっぱいになり、本当にそこで治療が必要な重症度の高い患者を受け入れられなくなってしまっています。

それは、今後、地域の医療ニーズに合わせて、病院の数や病床数を決めていこうとするなかで不都合が起こる要因となります。かかりつけ医で診られる病気や怪我を、そうした大病院のニーズに含めるのは不適切だからです。

そこで、よりかかりつけ医の役割を明確にするとともに、機能を強化して、地域住民がみなかかりつけ医をもち、積極的に利用することを、地域包括ケアシステムにも盛り込んでいます。それが実現されれば、急性期病院は急性期医療を必要とする患者を、回復期は回復期医療を必要とする患者を、というように、医療ニーズのマッチした患者に対して、より効率的かつ効果的な医療を提供できるようになることが期待されます。

かかりつけ医の役割は、地域住民の病気や怪我を適切に処置し、必要に応じて専門の医療機関を紹介する、そして検診など病気予防の役割を担い、住民の健康を管理する、など多岐にわたり、いずれも医療の「入り口」として重要です。

さらには、病院から自宅に戻った後にフォローアップしたり、介護や福祉のサービス機関と連携して在宅医療を行ったり、といったことも、住民が住み慣れた地域で暮らしていくためには大切です。ここでもかかりつけ医の力が必要とされます。

これを受けて日本医師会や各都道府県では「かかりつけ医をもちましょう」と盛んに広報しています。

現在、「コンビニ受診」や「はしご受診」が問題になっています。コンビニ受診とは、軽症の患者が夜間や休日に救急外来を受診することを指し、これによって勤務医の負担が増えるとともに、緊急性の高い重症患者にしわ寄せがいく恐れがあります。はしご受診は同じ病気でむやみに複数の医療機関を受診することで、医療費の無駄遣いになりかねず、また、検査や薬の重複が体に悪影響を及ぼす可能性もあります。

それぞれが「かかりつけ医」をもつようになれば、こうした医療資源の無駄遣いにつながる受診はなくなり、地域ごとの医療体制が健全に回るようになるはずです。

かかりつけ医をもつことは地域住民にとってもメリットが大きい、と自治体や日本医師会は訴えています。日本医師会ではかかりつけ医を「なんでも相談できる上、最新の医療情報を熟知して、必要な時には専門医、専門医療機関を紹介でき、身近で頼りになる地域医療、保健、福祉を担う総合的な能力を有する医師」と位置付けています。

そしてかかりつけ医にはいくつかの機能があります。

- 日常行う診療においては、患者の生活背景を把握し、適切な診療及び保健指導を行い、自己の専門性を超えて診療や指導を行えない場合には、地域の医師、医療機関等と協力して解決策を提供する。

・自己の診療時間外も患者にとって最善の医療が継続されるよう、地域の医師、医療機関等と必要な情報を共有し、お互いに協力して休日や夜間も患者に対応できる体制を構築する。
・日常行う診療のほかに、地域住民との信頼関係を構築し、健康相談、健診・がん検診、母子保健、学校保健、産業保健、地域保健等の地域における医療を取り巻く社会的活動、行政活動に積極的に参加するとともに保健・介護・福祉関係者との連携を行う。また、地域の高齢者が少しでも長く地域で生活できるよう在宅医療を推進する。
・患者や家族に対して、医療に関する適切かつわかりやすい情報の提供を行う。
(「医療提供体制のあり方」日本医師会・四病院団体協議会合同提言〈2013年8月8日〉)

この文言から皆さんは、どんな医師をイメージするでしょうか。少し難しい言葉が並び、想像しにくいかもしれませんが、何かあったときにすぐ診てくれて、ちょっとしたことでも相談に乗ってくれて、もし症状が重ければ病院に紹介もしてくれる——そんな頼もしい

［図表２］　かかりつけ医のイメージ

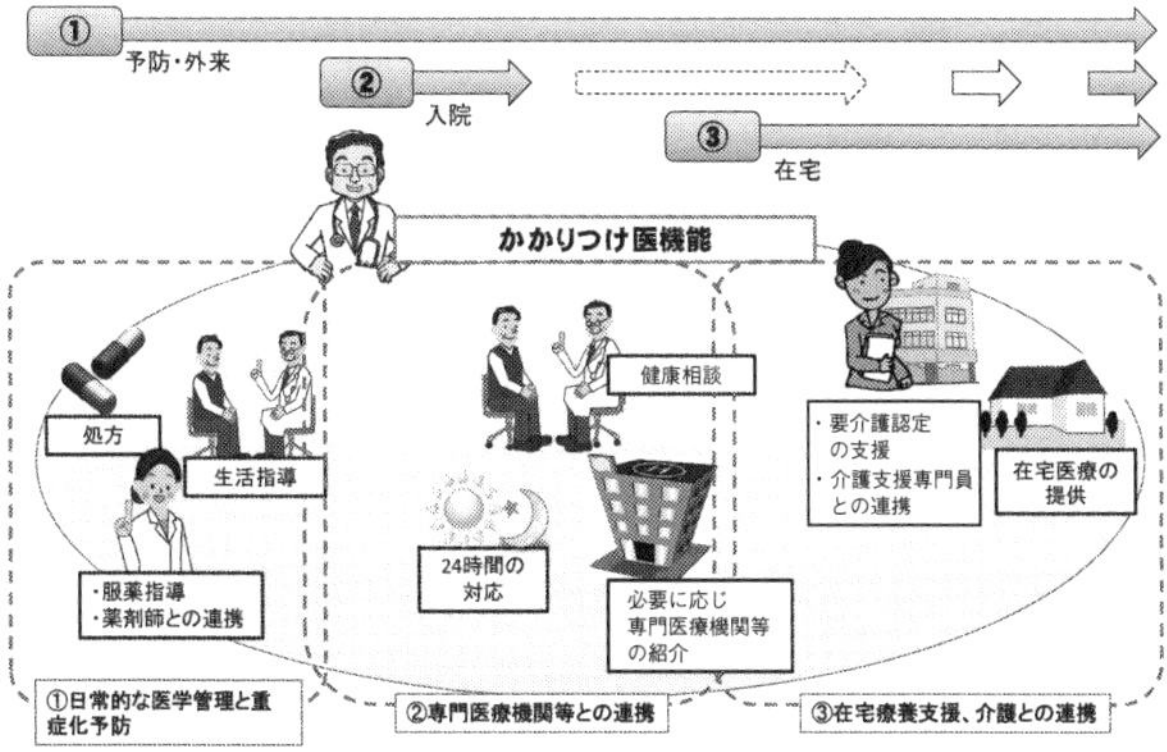

出典：中医協資料「横断的事項：かかりつけ医機能（その１）」2017年２月22日

医師像が浮かんでくるのではないかと思います。

例えば糖尿病などの生活習慣病を例に挙げると、薬の処方や定期的な検査、食事などの生活習慣に関わる相談を受けるとともに、病状が急変したときの対応や、重症化した場合の病院への紹介も行い、さらに病院を退院したあとや、要支援・要介護になった場合の専門スタッフや施設との連携も行う、ということになります。

これなら確かに、安心できそうです。

しかし、地域医療構想がめどとしている2025年まであと3年ほどとなって

いますが、果たして今のかかりつけ医は皆さんにとって、安心、信頼できる存在なのか、
考えていきます。

［第２章］

自分の専門外は診られない、すぐにたらい回し、ワクチンも受け付けない……巷に溢れる「名ばかりかかりつけ医」

あなたのかかりつけ医は誰ですか？

日本のこれからの医療は「かかりつけ医」がカギになる――国もこのことを認識し、数を増やそうとしています。少子高齢化がますます進んでも、誰もが必要なときに必要な医療を受けられるようにする体制をつくろうとしているのです。

その「かかりつけ医」は、医療の入り口部分を担い、主に軽症の患者や、慢性でも安定していて薬を服用しながら定期的に経過を診ていくような患者を担当し、病状が重くなったら詳しい検査や高度な治療が行える医療機関へすみやかに紹介する役割を担うことが期待されています。しかし、今いる「かかりつけ医」は果たしてその期待にこたえられているのか、皆さんのかかりつけ医はどんな人か、考えてみてください。

- 高血圧で近くのA内科にかかっているので、そこがかかりつけ医ですが、腰を痛めたときには別のB整形外科へ行くことにしています。

- 私はあちこち悪くて、月曜日は眼科、火曜日は糖尿病クリニック、水曜日は整形外科……と医者通いが日課みたいになっています。専門のところのほうがよく診てもらえるから、全部別々です。

- 少し遠いけど大学病院のお世話になっています。例えばちょっとした風邪でも、大きいところのほうが安心です。長いと半日近く待たされますが暇なので問題ありません。

- 子育てで忙しく、自分のかかりつけ医を探す余裕はありません。子どものために小児科にはしょっちゅう行くので、一緒に診てもらえると助かります。

- 職場の近くに内科クリニックがあるので、具合が悪くなったらそこ、と決めてはいます。でも夜は割と早く閉まるので間に合わないことも多いです。

私の講演会などで来場者に話を聞くと、こうした声が返ってきます。

1番目の、複数の診療科にかかっているというケースは、高齢の方には特によくあることと思います。そして2番目の方のように、専門であるほど正確に診てもらえると思っている人も多いはずです。

3番目の人は、名前の通った大きな総合病院なら、どこが悪くなってもきちっと診てもらえる、と信頼しているようです。

4番目の人は、お子さんの主治医はいてもご自身に何かあったときのかかりつけ医はいないようですね。おっしゃるとおり、子どもと一緒に自分も診てもらえれば楽で、安心です。

5番目の人は、職場の近くで利便性の高いクリニックをかかりつけとしているようですが、仕事が遅くなると行きそびれてしまうというのは不便です。

具合が悪くなったときに頼りにしている、という点では、かかりつけ医がいないと思われる4番目の人を除き共通しているようですが、本当に頼りになっているのか疑問です。

縦割り医療ニッポンの弊害

特に1〜3番目の、「診療科別にかかりつけ医がいる」ケースは一見、体の部位別に主治医がいるようなものなので安心、と思われがちですが、実はこれこそが命を危険にさらしてしまう元凶です。

なぜ私がそう思うかというと、それは若い頃の体験があるからです。

研修医として大学病院で働いていた頃、私は外科医志望でしたが、当時の研修はスーパーローテーションといって、2年間ですべての診療科を回る方式でした。そのなかでいちばん強く感じたのは、率直にいって「先生方は自分の専門のことしか興味がないんだな」ということでした。

例えば胃を手術した患者がいるとします。術後の様子を診にいき、話を聞いて、何かあれば主治医に報告するというのが研修医の役目です。

そこで患者が「ちょっと目が見えにくい」と言ったとします。患者にとってみれば術後のただでさえ不安なときに少しでも以前と違うことがあれば、何か手術と関係があるのでは、と気にしてしまうものでしょうし、そこまで思い詰めていなくても、目の前に研修医とはいえ医師がいるのだから、調子が悪いところを伝えれば、何とかしてくれるかもしれない、と期待を抱きます。

しかし、それを私が主治医に報告すると、こういう返答が来るのです。

「僕にはそれは分からないから、退院したら眼科へ行ってもらえ」

もっとも、ここは大学病院であり、患者は手術を受けにきているので、このことだけを取り上げて主治医の対応が誤っているなどというつもりはありません。主治医は手術を成功させるのが任務ですし、自分に分からないことは分かるところで解決してもらう、という判断はごく当然です。

それでも、これを聞いたときの自分は「患者の不安にこたえてあげたい」気持ちが勝り、それができないことを申し訳なく思いました。そして今、自分が医師として独り立ちして思うのは、「あのときは大学病院だから、と自分を納得させていたところもあるけれど、実は同じことが身近な『かかりつけ医』でも起きているじゃないか！」ということなのです。

例えば、消化器科でお腹を診てもらっているときに「何か変わったことはありませんか？」と医者から聞かれ、そういえば……と、「最近、ちょっと息苦しくて」と言ったとします。患者からすれば、もしかしたら何か関係あるかも、と思ってのことですが、医師からは「それは呼吸器科に行ってみて」と言われるだけです。

同じように、整形外科で「のぼせる気がする」と言っても、耳鼻咽喉科で「足のむくみが気になる」と言っても、「うちではちょっと……」となると思います。決して重い病気を診る大学病院だけではない、ということです。

胃腸のことは消化器科、頭のことは脳内科や脳外科、抑うつや不安はメンタル系の診療科などと、部位や症状ごとに別々の科を受診する——これは日本では当たり前のようになっており、さして疑問をもたれることはありません。

日本に限ったことではありませんが、臨床医学では診療科目が臓器や機能ごとに独立して発達してきた歴史があります。いわゆる縦割りです。かかりつけ医でも「診ることができる診療科」が看板に書いてあって、皆さんはそれを見て受診先を選びます。

そうした体制、考え方が根付いた結果、ないがしろにされていることが実はあります。

「その人全体を診てくれる医者がいない」という現実です。これにより、「命に関わる病気が見落とされる恐れがある」ということは、まだ一般にあまり知られていません。

腰が痛い＝整形外科は誤り！　症状で受診先は決められない

皆さんは、腰痛がなかなかおさまらなくて医者に行こうか、と思ったとき、どこへ行こうと思いますか？　ほぼすべての人が整形外科を思い浮かべると思います。

同じように、頭痛だったら脳神経外科、腹痛なら消化器科といったように すぐ専門の先生を見つけて行こうとする人が大半だと思います。

しかし、それは果たして賢明な考えなのか、実際の症例を４つ挙げて説明します。

ケース1

〈80歳男性Aさん　趣味はカラオケと囲碁　高血圧で月1回通院中〉

Aさんは1週間前からときどき、左肩が凝るようになり気になっていました。シップをしてもよくならず、夜も重い痛みが取れずよく眠れません。「しつこい肩こりだな、一度医者に診せにいくか」と、近所の整形外科クリニックへ行くことにしました。

クリニックではレントゲンを撮り、特に骨に異常はないので痛み止めを打ちましょう、ということで注射をしてもらいました。するとすぐに楽になり、その日はぐっすり眠れました。でも1日経ち注射の効果が切れるとまたひどく凝ってきます。そこで1日おきに再診しては、注射を打ってもらい、痛み止めの薬も出してもらいました。

ところが初診から1週間ほど経ち、仲間と趣味のカラオケに興じていたさなかに、突然胸が痛いと言って倒れこみ、意識を失ってしまったのです。すぐに救急車で病院に運ばれましたが、残念ながらその日のうちに、亡くなってしまいました。

Aさんに何が起こったのか、搬送先の病院で検査したところ、実は、心筋梗塞を発症していたことが分かったのです。

心筋梗塞とは、心臓に酸素や栄養を送っている冠動脈という太い血管が詰まってしまうために、心臓が酸素や栄養不足になり壊死してしまう病気です。突然死の原因として最も多い病気の一つです。

Aさんには高血圧の持病がありました。血液が流れるときに血管に絶えず強い圧がかかるので、血管の内側が傷み、硬く厚くなっていたことが考えられます。いわゆる動脈硬化の状態です。血液の通り道が狭くなるために詰まりやすく、今回の発作につながってしまったのです。

ここで重要なのは、心筋梗塞の前触れとして肩こりが起こる場合がある、ということです。肩こりのある人がすべて、心筋梗塞を起こしやすいということではありません。しかし、確率は低いものの、Aさんのように高血圧の治療中の人や、ほかにも糖尿病だったり脂質異常症でコレステロール値が高かったりする人は要注意です。

しかし、Aさんはそれを知らず、「肩こりだから」と整形外科を受診したのです。また、整形外科クリニックでも、肩の骨や関節の状態を調べ、原因がそこにはないと判断し、痛み止めを注射しました。心筋梗塞の前触れの可能性は疑いませんでした。

可能性は低いとはいえ、起きてしまうと命に関わります。肩こりだから整形外科、と決めつけてしまうのはあぶない、といえます。まず怖い病気の可能性がないことをはっきりさせてから、整形外科に行くというのが正しい道筋です。

ケース2

〈80歳男性Bさん　奥さんと二人暮らし〉

2週間前から腰痛が気になり、近くの整形外科を受診しました。レントゲンを撮って異常がないというので痛み止めの飲み薬とシップを処方されて帰ってきました。

ところが薬をきちんと飲んでいるにもかかわらず、日に日に痛みが強くなっていったのです。薬の効きが悪いと医師に伝えたところ、では増やしてみましょうということで倍量を処方してもらいました。しかしそれでも効かなくなり、1日おきに通院するようになりそのたびに薬が増えていきました。

ところが、2週間経ったある朝、なかなか起きてこないのを不審に思った奥さんが寝室をのぞくと、ベッドで冷たくなっていました。

死因は腹部大動脈瘤破裂でした。体の中心を通る太い血管が破れ、大量出血を起こして亡くなったのです。

この病気も、すべてではないのですが、血管が傷み裂けてしまうパターンでは、腰痛が起こることがあります。そのことに早く気づいて循環器科で処置をほどこせば助かったかもしれません。

一般的には、腰痛でまさか命に関わるような病気が突然起こるとは考えにくいです。Bさんも、整形外科で、腰の骨には異常がないといわれ安心していたと思います。

実は、腰痛の約90％は原因が分からないとされています。整形外科に行ってレントゲンを撮っても、悪いところは見つからないからといわれ帰されてしまう確率のほうが高いのです。

しかしこのケースのように、腰が痛いといっても実は内臓の病気が原因となっていることもあり、怖い病気を見落とされてしまう恐れがあります。内臓の腹部大動脈瘤以外にも、膵炎や尿管結石などの重篤な病気が隠れている可能性もあります。

これを調べるにはＣＴによる検査が必要です。検査でいちばん怖い病気がないことが確認できて初めて、腰の問題だねということで整形外科へ行くのがベストです。

ケース３

〈65歳男性Ｃさん　高血圧に糖尿病、そして腰痛の持病あり〉

Cさんはそれぞれの疾患の治療のために、3つのクリニックにかかっています。

数年前のある日、気分が悪く顔がほてっていたので熱を測ったところ、38℃近くありました。高血圧を診てもらっている内科クリニックを受診したところ、血圧には異常がないので風邪でしょう、といわれ解熱鎮痛剤や風邪の炎症を抑える薬を処方されました。

翌日、体調が少し良くなったので、前々から予約を入れていた糖尿病クリニックへ行きました。血糖値のほうはいつもどおりの検査をし、異常なしでした。もらった風邪薬を飲んでください、といわれ帰ってきました。

しかしそれから3日経っても、熱がなかなか下がらないのです。加えて腰の痛みもひどくなってきたので、発熱でふらふらしながらも整形外科へ行きました。医師はCさんの様子をみて、さすがにこれはおかしいと判断し、総合病院を紹介しました。そこでCT検査を受けたところ、急性の腎盂腎炎であることが分かったのです。

腎盂腎炎とは簡単にいうと、腎臓に細菌が入って炎症を起こす病気で、強い腰痛を伴います。発熱もこの炎症のために起こっていたのです。熱が出て体調が悪いのは風邪のせい、と決めつけてはいけなかったのです。

発熱一つとっても風邪と決まっているわけではなく、原因は頭から足の先まであり得るのです。なかなか下がらない熱であればなおさらです。

怖い病気としてはほかに髄膜炎や敗血症、急性膵炎、肝臓腫瘍などがあります。熱と頭痛、熱と腹痛といったように、二つ以上の症状が併発しているときは特に要注意です。

ケース4

〈78歳女性Dさん　2歳上のご主人と二人暮らし〉

ご主人は数年前からあまり外へ出たがらなくなり、家の中のことももともとするほうではないので、Dさんが食事など身の回りの世話をしていました。いわゆる老老介護です。

ある日、Dさんは急に胃がきりきりと痛み、近所の消化器科クリニックを受診しました。胃カメラの検査も受けましたが、異常は何も見つからなかったので、そこでは胃薬だけ出されて、うちでは分からないからほかへ行ってください、といわれたそうです。

しかし、胃薬を飲んでも一向に痛みはおさまりません。胃が痛いから胃を診てくれる医者に行ったのに、うちでは分からないなんて言われても……どの科を受診すればいいのだろう、とDさんは困ってしまいました。

そこで、当時私が勤務していた総合病院のなかにある、総合診療科を訪れました。あまりなじみがない名前かもしれませんが、文字どおり総合的に診る病院で、原因不明の痛みや体調不良を抱えた患者が多く受診に来る診療科です。

私が担当し、Dさんからよくよく話をきいてみると、ここのところご主人のもの忘れがひどくなり、毎晩口げんかが絶えないとのことで、相当ストレスがたまっている様子でした。そこでご主人にも病院に来ていただき、診察したところやはり初期の認知症が疑われたので、治療を始めることにしたのです。

そうしたところ、もの忘れなどの認知症の症状がおさまってきて、けんかも減り、それとともに胃が痛むこともなくなってきました。

Dさんがかかった消化器クリニックでは、検査をして胃に異常がなければ、胃の病気ではない、と、それ以上胃痛の原因を探ろうとする姿勢がなかったといえます。

なぜなら受診してきたときの本人の状態しか見ないからです。本来は患者が生活しているその生活環境や社会環境まで考えないと、本当の原因というのは分からないのではないか、というのが私の考えです。

見逃したら手遅れになる病気はこんなにある！

ここに挙げたもの以外にも、具合の悪い部位が病気の原因になっているとは限らないケースはいくつもあります。ぜひ知っておいていただきたい代表的なものを一覧にまとめました。

咳や痰が出ると、高齢者では肺炎を疑いやすいものですが、実は高齢になると出ないことも多々ありますし、これらの症状に、心不全や逆流性食道炎といった別の病気が潜んでいる恐れもあります。この場合は、朝方に咳や痰が出ることがあるのです。一般的には、咳や痰が出たとしても、そのほとんどは風邪といっていいのですが、これらの怖い病気の可能性もあることを知っておいてください。

胸痛も要注意です。なかなか痛みがおさまらない場合、帯状疱疹やお腹にできた胆石が原因で起こっていることも考えられます。心臓の画像検査をしても異常が見当たらなけれ

［図表3］

症状からでは見逃されやすい疾患の例

- **咳**　→心不全、逆流性食道炎など
- **胸痛**　→心筋梗塞、帯状疱疹、胆石、心臓神経症など
- **肩こり**　→心筋梗塞など
- **吐き気**　→小脳出血、脳梗塞、心筋梗塞など
- **めまい**　→心筋梗塞、脳梗塞、消化器潰瘍、胃がんなど
- **頭痛**　→緑内障など
- **皮膚のかゆみ**　→肝硬変など

ば疑うべきです。

帯状疱疹とはウイルスが原因で起こる皮膚疾患で、体の左側または右側の一方に、ぴりぴりした痛みを伴う赤い斑点や水ぶくれが帯のようにできるのが特徴です。

早め早めに見つけて早く治療を始めないと、慢性化して何年も痛みが続くことがあります。

また、まれですが心臓神経症という病気でも強い胸痛を感じることがあります。この病気は不安やストレス、過労などが原因と考えられており、心臓に異常がなくても痛みや息苦しさなどの症状があらわれます。

胸痛で命に関わる、最も怖い病気は、突然死を起こしかねない心筋梗塞といえますが、

慢性化してなかなか治癒しない病気も困りものです。帯状疱疹はその代表格といえます。体にぶつぶつができていないか、胸部以外の部位もよく診てもらわないと発見が遅れてしまいます。

なお、しつこい肩こりも心筋梗塞の前振れの可能性があります。

悪心や嘔吐はどうかというと、多く起こるのは胃の調子が悪いとき、というのは確かです。しかし、最も怖いのは？といえば脳の病気です。吐き気は小脳出血や脳梗塞でも起こり得るからです。また、脳ではありませんがやはり命に関わる心筋梗塞でも起こります。

胃の調子が悪いからと消化器内科に行っても、小脳出血や心筋梗塞はまず分かりません。なお、急性の虫垂炎や尿管結石の場合もあります。

めまいも怖いものです。

めまいが起こったら耳鼻咽喉科へ行く、という人が大多数だと思います。めまいを訴える人は高齢になればなるほど多くなります。ふわふわするとかぐるっとするとか、すぐ治るもの、なかなか治らないもの、などいろいろなめまいがあります。たいていは心配のないめまいですが、怖いのは心筋梗塞や脳梗塞です。また、消化器潰瘍、胃がんなどもときどきみられます。これらが原因となって消化管出血が起こり、貧血になりやすくなるのでめまいを起こすことがあるのです。

そのほか、頭痛が緑内障などの眼の病気で起こっていることもありますし、皮膚のかゆみが肝硬変の症状の場合もあります。このように、病気のなかには、かかるといろいろな部位に症状が出るものもあります。お腹に症状が出たからお腹の病気、腰痛だから腰の病気と断定できないケースがあるということです。

しかし、医療機関の体制がそもそも診療科別になっていれば、患者は自分が今具合の悪い部位や臓器で行先を判断するしかありません。よかれと思って専門のクリニックにかかっても、病気を見逃され手遅れになってしまうのでは、悔やんでも悔やみきれません。

医師も神様ではありませんので、手を尽くしても分からないことはあります。しかし命に関わるような病気の見逃しはゼロにする努力をしなくてはなりません。そのためには自分の専門だけではなく、もっと視点を広くもち、いろいろな病気の可能性を想定した診療を行うべきだと考えます。

そして患者も、受診先は「具合の悪い臓器」で選ばないほうがいい、ということです。

今いる専門の開業医の先生方が良くない、といいたいのではありません。専門医の先生方は、自分が専門とする臓器や疾患に対し高い知見と治療技術をもっていることは確かです。

しかし、医療があまりにも専門化、細分化しているため、一人の医師が診られる範囲が狭くなっている事実は、これから「かかりつけ医」として医療の「入り口」を担うには問題が多いという疑念がぬぐえません。地域医療構想のもとでは、どんなに高い知見や技術があっても、かかりつけ医は臓器別の専門性を求められる役割にはならないと考えるからです。

明らかに、その診療科で診るべき疾患、と診断がついているケースであればいいですが、病名も原因も分からない段階で、整形外科では腰しか診ない、消化器科ではお腹しか診ない、というのでは、原因をつきとめられることのないまま重篤な病気の見逃しが起こったり、たらい回しになってしまったりといった危険性があるのです。

そして、高齢になるに従い不調が増えていく人は、あちらこちらの医療機関を回らなければならないという、効率の悪い通院を余儀なくされてしまうのも問題です。

総合病院なら安心、のうそ

ここまでお話ししたことは、総合病院とて同じです。

総合病院だから安心、といっている人は、一カ所ですむから、とか、何かあったときに同じ病院内で対応してもらえるから、という思惑があるのかもしれません。しかし患者本人が思っているほど、総合病院をかかりつけ医にすることのメリットはないと考えます。

まず、総合病院にはたくさんの診療科がありますが、臓器別であることには変わりありません。むしろ、大きな病院であればあるほど、医療の高度化に伴い診療科の細分化が進んでいるので、なじみのない診療科がたくさんあります。例えば、内科一つとっても、消化器科や循環器科、呼吸器科くらいであれば比較的名前が知られていても、血液内科、代謝・内分泌内科、リウマチ科、と聞くと、はてどんな病気を診るのだろうと疑問に思う人も多いのではないでしょうか。実際に、初診で大病院に行ったものの、自分の不調はいったいどの診療科で診てもらえるのか迷ってしまった経験の持ち主もいると思います。

その結果「それはうちの科の担当ではありません」と言われてしまい、別の科、また別の科……とたらい回しにされてしまうこともあります。もしかしたら、うちの科では診られないが○○という病気の可能性があるかも、と助言をもらえることもあるかもしれませんが、いずれにしろその病気を担当する診療科を受診し直さなければなりません。

具合の悪いところが複数ある人は、同じ病院内ですむからいいと思うかもしれませんが、総合病院内の「はしご」は、そう思うようにはいかないものです。診療科や医師によって休診日がまちまちですから、1日では終わらず出直さなければならないこともよくあると思います。

検査の予約だけして、実際の検査は別の日、さらに結果を訊きに再度行かなければならないケースもままあります。

もちろん、時間を要する検査もありますので、それが良くないとは一概にはいえません。しかし、クリニックでも受けられるような比較的簡便な、しかも即日検査が可能なものも、総合病院の場合は検査室の空き具合や待ち人数などの都合で期間を要し、患者に手間や負担をかけているケースも少なくないのです。

総合病院だから、大病院だから、というのは一種のブランド信仰のようなものといっても過言ではありません。大学病院など研究機関も兼ねているようなところでは、最新鋭の治療システムや高い技術をそなえていますが、それが患者の役に立つかどうかは別の問題です。難病で高度な治療を要する患者には大いに役立ちます。一方、具合が悪いが何が原因か分からない、診断がついていない、という医療の「入り口」に立つ患者にとっては、そうしたすばらしい機械や薬よりも、まず「的確に原因をつきとめ病名をつける」ことが何よりも役立ちます。そう考えると、臓器別の診療体制である以上、大病院であることの恩恵は、ほとんど患者は受けられないのです。

薬が増えることの危険

高齢化が急速に進むにつれ、複数の疾患を抱える患者も増えています。私がいうまでもなく、「自分もそうだ」という人は多いと思います。今の日本の診療体制のもとでは、疾患ごとに医療機関にかからざるを得ないことになります。

しかし、それは患者の時間やお金を無駄に消費してしまっていると私は思います。

これは私が前の病院で実際に経験したことです。

70代男性Eさんは、循環器科、整形外科、脳神経外科、耳鼻科と4つものクリニックにかかっていました。医者通いも大変そうですが、ここで取り上げたいのは、それぞれで処方される「薬」の多さです。

内訳は、循環器科クリニックで4種類の薬、整形外科クリニックで3種類の薬、脳神経外科クリニックで2種類の薬、耳鼻科クリニックで2種類の薬。全部で11種類にも及びます。

このように、10種類以上の薬を服用している人はそう珍しくもありません。しかし、それぞれのクリニックで必要と判断して処方しているのは確かでしょうが、ほかのクリニックで何をどれだけ処方されているかは、各医師はまず把握していません。

その結果、どういうことが起こるかというと「薬の飲み過ぎ」により余計に健康状態を悪化させてしまう恐れがあるのです。

Eさんの場合は、ある朝突然胃が痛くなり、血を吐いて救急車で総合病院に運ばれました。

そこで胃カメラで検査をしたところ潰瘍が見つかりました。そこから出血していたのです。

その原因が「薬」です。整形外科から処方された痛み止めの薬の中には、潰瘍ができやすくなるものがあります。Eさんにも胃潰瘍ができていました。

さらに、循環器科で処方されていたのは血をサラサラにする薬でした。血栓やそれによる梗塞を防ぐためによく出される、血が固まりにくくなる薬です。これにより、潰瘍からも出血しやすくなっていたのです。

このように、多くの病院を受診してそれぞれから薬をもらうと、思いもよらない副作用がいろいろと出てしまう恐れがあります。

なぜかといえば、もらった薬の中には同じような働きをする薬や、一緒に飲んではいけない薬もあるからです。一人の患者が、同じ時期に複数の医療機関で診察を受けている場合、同じような働きの薬がそれぞれの医療機関で出されることを「重複服薬」といいます。

薬の名前は違っても、働きは同じ、ということもありますので注意が必要です。薬局で出される薬剤情報をよく読めば分かることもありますが、それでも「せっかく処方してもらったのだから」と飲んでしまうものですし、そもそも患者が自己判断で薬を減らすこと自体、治療効果に影響しますのでよくありません。

お薬手帳を診察室や薬局に持参していれば、医師にその場で確認したり、薬局でチェックしたりしてもらえる場合もありますが、なかなか普及していないのが実状です。

不要な検査が行われることも

「あれ、ついこの間も、同じような検査をしたかも」

受診先でこう思った経験のある人もいるかもしれません。

初診で総合病院を受診し、「うちの科ではない」といくつもの診療科をたらい回しにされた場合、それぞれの診療科で検査を受けることになり、重複が生じやすくなります。時間と費用の無駄になるばかりでなく、検査を受けることで心身にも少なからず負担がかかります。

検査の重複は総合病院だけで起こることではありません。例えば、血糖値が高くて、近くの内科で定期的にお薬をもらっているような人の場合、1カ月~2カ月に1回は血液検査を行うのが普通です。

そのような人が、あるとき血尿が出て、慌てて泌尿器科へ行ったとします。もしかしたら腎臓に何かあるかもしれない、と疑われ、たいていの場合ここでも血液検査が行われます。

その後、もし関節痛の症状が出て整形外科へ行けば、炎症が疑われ念のために血液検査を、ということも考えられます。

もちろん、腎臓なり、関節なり、病気が疑われる部位に特化した検査は必要です。しかし、以前に受けている血液検査の数値がそのまま別の診療科でも参考になり得るとしたら、わざわざ同じ検査を繰り返し受ける必要はありません。

まして、初診では大きな病気の心配がなかったとしても、しばらく経過観察しましょう、ということでそれ以降、定期的に検査を受けるようになったとしたら、「変化がない」ことを確認するために、複数の医療機関で同じような検査を繰り返すことになります。こうなってしまうと患者にしてみれば、「どこか一つの医療機関で受けた検査結果を、ほかのところに見せるのじゃ、だめなの？」という気持ちになると思います。

このように、臓器別に複数の医療機関を受診していると、不要と思われる検査が増えてしまいがちです。

コロナワクチンで分かった「名ばかりかかりつけ医」

新型コロナウイルスのワクチン接種が「かかりつけ医」で受けられるようになり、近所の医院で予約しようとしたら、うちはあなたの「かかりつけ医」ではないからと断られた、というトラブルが多発しニュースにも取り上げられたことは記憶に新しいと思います。

例えば、定期的な通院はしていないけれど、風邪をひいたときに何度か受診している近所のクリニックが「かかりつけ医」だろうと思って、ワクチン接種予約の電話をかけたところ、応対したスタッフから、今、持病があり通院しているわけではないことを理由に断られてしまった、という話は私の耳にも何件か入ってきました。

いざというとき頼りにしていたクリニックだったのに「うちはあなたのかかりつけ医ではない」と、ぴしゃりと断られてしまったのですから、患者のショックは相当なものだと思います。

また、引っ越してきたばかりで受診したことはないけれど、うちの目の前にあるから今後はかかりつけ医になるだろう、と思って問い合わせしても、受診したことがないのならうちではだめです、と断られたという話も聞きます。

こうしたケースは高齢者よりも、普段医療機関にあまり行かない若い世代に多いとも聞いています。

住まいの近くにあり、何かあれば駆け込めるような身近な医院が「かかりつけ医」となってしかるべきなのに、初診だから、とか、受診後長期間経っているから、と医院のほうから断ってくる、というのはおかしいと思います。

全国でこうしたいざこざが起こり、改めて「かかりつけ医」の定義があいまいであることが浮き彫りになりました。

日本医師会はホームページなどで、かかりつけ医を「なんでも相談できる上、最新の医療情報を熟知して、必要な時には専門医、専門医療機関を紹介でき、身近で頼りになる地域医療、保健、福祉を担う総合的な能力を有する医師」と定義しています。そして、医師会や自治体ではコロナ禍以降は特に盛んに「かかりつけ医を持ちましょう」とメッセージを出しています。

しかし、これはあくまで医師会の見解に過ぎず、「かかりつけ医」は法的に決められている名称ではなく、何をもってかかりつけ医なのかの明確な基準がないのです（厚生労働省幹部も2021年5月の参院厚労委員会で「地域の状況や患者像によって相当に幅があり、定義はない」と答弁しています）。つまり、かかりつけ医かどうかは患者自身の判断にゆだねられており、極端なたとえを出せば、一度も受診したことがないクリニックでも、「近所だからここがかかりつけ医」と思えば、かかりつけ医になるのです。

このため、患者のほうはかかりつけ医だと思っていたのに、医療機関のほうではそう思っていなかった、といった行き違いが生じてしまいます。もし、「かかりつけ医」の基準が決まっていたら、ワクチン予約を断られたなどという混乱は避けられたはずです。

名ばかりかかりつけ医は、その人の全身は分からない

ワクチン接種が始まった頃は、予診票に、かかりつけ医に予防接種を受けていいといわれましたかという質問がありました。しかし、これが大混乱を招き、ほどなくしてその質問はなくなりました。

混乱の原因は大きく二つあります。一つは前項の「かかりつけ医がいない」ために確認のしようがないケース、もう一つは「かかりつけ医がいても、患者の全身状態を把握していないために返事ができない、あるいは時間がかかる」ケースです。

前者は説明するまでもありませんが、後者についていえば、例えば腰痛の持病があり「整形外科をかかりつけ医にしている」人の場合、医師はその人の腰の状態はカルテなどを見ればすぐ分かるでしょうが、そのほかの疾患については知らないことのほうが多いと予想されます。血糖値が高いとか、高血圧とか、もしあったとしても知る機会がないので、ワクチンを接種してもいいとお墨付きを与えることができないのです。

また、大学病院などの大きな病院へ通院している場合は、問い合わせをしても主治医となかなかつながらず、返事がもらえないケースが多発しています。多忙で電話での問い合わせには応じきれないというのが実状です。さらに、呼吸器だけ、胃腸だけ、というように臓器別の診療科であれば、全身状態を把握しているわけではないので判断できないということにもなってしまいます。

救急に対応できないという問題

かかりつけ医を医療の入り口に、という構想を実現するには、救急の問題をクリアにしなければならないと私は考えます。具合の悪くなった人が最初にかかる医療機関を「かかりつけ医」とするならば、その患者が急を要する場合もすみやかに診ることができなければなりません。

しかし、今の日本の開業医で、常時救急も受け入れているところは果たしていくつあるのでしょうか。数えるほどしか、いや、ほとんどないのが実状だと思います。

休日ともなるとなおさら限られており、救急車を呼んでも受け入れ先がなく何時間もたらい回し、というケースは決して珍しくありません。

地域ごとに決められた当番医を受診しようとしても、診療科が違うかも、と不安になり、様子をみることにしたら悪化してしまった、という話も聞きます。

具合が悪いときにすぐ診てもらえる医療機関があれば安心ですが、それがなかなかないのが今の日本の医療体制が抱える大きな問題の一つです。

心のケアこそ身近な総合診療かかりつけ医が必要

ストレス社会を背景に、心のケアの重要性が叫ばれています。厚生労働省「平成30年度版 厚生労働白書」によれば、うつ病を含む気分障害の患者数は年々増加傾向にあり、ここ20年ほどで約3倍にも増えています。

このような状況を受け、厚生労働省では2013年度より、医療法に基づく国の医療計画中の対象疾病として、それまでの「がん」「脳卒中」「心筋梗塞等の心血管疾患」「糖尿病」の4疾病に、「精神疾患」を加え5疾病としました。なお、医療計画とは、都道府県が地域の実状に応じて必要な医療提供体制を確保するために策定する計画のことで、これをもとに、都道府県が具体的な医療計画を策定、実行します。

この流れを受けて、うつ病をはじめとするメンタル面の不調も早く治療へつなげられるよう、都道府県ごとに医療体制を充実させようとしています。また、かかりつけ医も積極的に診られるようにすることや病院との連携を密にすることなども求められています。

このように書くと、いかにも心に不調をきたしたときの「入り口」が増えたようなイメージをもたれるかもしれません。

しかし、例えば、こんなケースがあります。

40代の男性会社員Fさんは、数名の部下を抱える管理職でありかつ自分の担当業務もこなさなければならず、残業が当たり前の職場で働いています。さらに、今年に入り人事異動で他部署から来た部下の一人が仕事でミスを連発し、そのフォローに追われていました。帰宅時間も遅くなりがちで家族も不満を抱えているようです。

そんな生活を送っているうち、ここ10日ほど寝つきが悪く、布団に入っても2~3時間は眠れなくなってしまいました。ようやく寝たかと思えば明け方に目覚めてしまい、完全に睡眠不足。疲労がとれないまま会社へ行くものの、ぼーっとして仕事が手につかず参っていました。

近所の内科が心療内科もやっているというので行ってみましたが、風邪や腹痛などの一般内科の患者で非常に混んでおり、長い待ち時間の末ようやく順番が回ってくるも、医師はじっくり話を聞いてくれる時間もなく、「これでしばらく様子を見てください」と睡眠薬と精神安定剤を処方されました。

飲んでみて、寝つきは多少良くなったような気はしたものの、日中はますますぼーっとしてしまい、だるくて仕方ありません。これでは仕事が手につかないのは以前と同じで、体調が改善された実感もなく、再診に行こうかとも思いましたが、初診のときに話をろくに聞いてもらえなかったことを思い出すと、行っても無駄かな、と躊躇してしまいます。

もしかしたらうつ病なのかも、と心配になり、意を決して会社を早退し、会社の近くにあるメンタルクリニックを受診することに。するとそこでは、眠れなくなる症状はうつ以外でも起こり得るから、まずはひととおり検査しましょう、と言って血液検査や頭部のCT検査を行いました。結果に異常はなく、「それではこの薬から試してみてください」と、以前の内科とは別の精神安定剤が処方されました。

数日飲み続けたところ、確かにだるさは感じられなくなりましたが、今度はどうもどきどきしたり、いらいらしたりして落ちつかなくなってしまいました。クリニックを再診しようかと思いましたが、そこは夜早めに閉まってしまい、行くには会社を途中で抜けなければならず気が引けます。もっと専門的な、精神科のある病院がいいのだろうか、とは思うものの、自分には精神科という言葉が重く感じられ、受診する勇気が出ません。

Ｆさんは2つの医療機関を受診し、どちらからも薬を処方されました。しかし、思うような効き目が得られません。医師は「眠れない」「だるい」といった症状を聞き、それに基づいて薬を処方しているにもかかわらず「眠れない」「だるい」症状は良くならないのです。

どうしてかというと、このエピソードには、心のケアに不可欠なある要素が抜けているのです。それは「対話」です。

眠れないとき、多くの場合、ストレスが背景にあります。Ｆさんの場合、長時間労働だったり、部下のマネジメント上の悩みがあったり、あるいは帰宅が遅く家族とぎくしゃくしていたり、ということがストレスのもとになっていたのかもしれません。しかし、どちらの医師も詳しく話を聞こうとしませんでした。メンタルクリニックのほうは検査で病名をつきとめようとしましたが、診断には、本人の話も重要です。

総合診療かかりつけ医がいれば、体のことも心のことも分かりますから、不眠の要因がまず、体にあるのか心にあるのかの判断ができます。先ほど、多くはストレスが背景にある、といいましたが、なかには体に痛みがあって眠れない、といった、体の問題が背景にあるケースも考えられます。

そして、心の問題と分かれば、よく話を聞くとともに、これまでのカルテを参考に、その人のそれまでの受診歴や生活習慣などから、ただ薬を出すだけではなく、その人に合っていると思われる治療や対策を提案することが可能です。例えば、眠れないといった場合に薬だけでなく、夕方に軽い運動をするとか、ぬるめのお風呂に入るなどの、生活上の工夫でも改善が期待できるからです。

また、薬を処方する際にも、その人が他の疾患で何らかの薬を服用している場合は、その薬との飲みあわせに問題がないかも判断できます。

さらに、もし、より高度に専門的な治療が必要な場合は、近隣の精神科を有する病院への紹介が可能です。Ｆさんのように、患者個人が、精神科のある病院へ行こうとするのは勇気がいることと思いますが、かかりつけ医からの紹介であれば、そんな心理的なハードルは下がるはずです。

総合診療かかりつけ医ならこのように、体と心の両面を診ることができ、かつ細やかな診療で適切な治療が行えるのです。

［第3章］

365日診療で、患者の全身の状態を把握するドクター「総合診療かかりつけ医」とは――

どんな不調も診る医師が必要

症状からでは、どこが悪いのか分からない——それが病気の怖さです。胃が痛いから胃腸科、息苦しいから呼吸器科、というのは一見、もっとものようでありながら、実はあてずっぽうであり、見当違いであることも少なくありません。

しかしそれは、医学の専門知識をもたない一般の方にとっては無理もないことです。責められるべきは一般の方に最初にかかる医療機関を診療科別で選ばなければならないようにしている、今の日本の医療体制です。

自転車を例に挙げて説明すると、チェーン、ペダル、ブレーキ、ハンドルなどたくさんのパーツとそれをジョイントする部品などからできています。これをいちいち、チェーンが外れたら自転車のチェーン修理店へ、ブレーキの調子が悪くなったらブレーキ修理店へ、とパーツ別に専門店が分かれていたらとても不便です。さらに、走りはするがなんとなく重い、とか、どこが悪いか分からないがぎーぎー音がする、といった場合に、パーツ別に店が分かれていたらどうでしょうか。ペダル専門店に行ってみたらペダルは問題ない、と言われ、タイヤの問題かもと思ってタイヤ専門店に行ってもうちじゃない、と言われ……こんなことが続いたら普通は嫌になってしまいます。

しかし考えてみてください。その「嫌になってしまうこと」が、なぜ人間の体のこと、健康のことなら受け入れられているのでしょうか？

幸せなことに、自転車ではそんな思いをせずにすむよう、自転車のことで何かあったら自転車店に持ち込めば、ブレーキであろうとタイヤであろうとすべて見てもらえます。人間だって、一カ所ですべて診てもらえるほうがいいに決まっています。そういう医師が今までおらず、診療科別になっていることに慣れているから、「こういうものだ」と疑問に思わないのです。

自転車の例でも、何となく調子が悪い、どこがどうとは分からないが具合が悪いといった場合に、自転車店のスタッフが、「ぎーぎーいうのはここの接触が悪いからですよ」と、こちらが思ってもみなかった部位を調整したら見事に直った、というのはよくある話です。ましてして人間は「単なるパーツの寄せ集め」ではありません。だからこそ思いもかけないところに症状が出ることがあるのです。

そもそも、医学知識に乏しい一般の方が、症状から診療科を選ばなければいけないという現状を変えるべきです。そのために必要なのが「総合診療」つまり、「なんでも診る」医療機関であり、医師なのです。

細分化、専門化が進んでいった日本の診療体制

昔の町医者は、住民の健康相談から急患まで、すべての病気をまず診療していました。ある意味、総合診療を行っていたといえます。しかし、時代が変わるに従い医療がめざましく進歩し、高度な技術や深い知識が求められるようになってきたことを背景に「専門化」の動きが加速します。

1960年代以降、学会ごとに専門医制度が設けられるようになりました。これは医療の水準を高める目的とともに、患者側も医師の専門を知っているほうが受診先を選びやすいだろうという考えもあったようです。また、医療施設間も、患者の紹介をする際に専門を役立てるという目的もありました。

広く診るというよりは専門を極めるほうがいい医者であるとの価値観がつくられていき、

医師自身も専門医の資格を取ることがキャリアアップの目標になっていきました。その流れで医学部での教育も、高い専門性を身につけることに主眼がおかれるようになり、医学生の後期になると自分がどの専門へ行くか決めることになりました。

大学卒業後、専門医を目指す医師は初期の臨床研修を終えたあと、19の基本領域で3年以上、専攻医として研修プログラムを受けることになります。そして、この基本領域の専門医を取得したのち、サブスペシャリティといってさらに細かい領域の専門医を目指す、という研修プログラムになっています。

つまり、今の医師育成は、どんどん自分が得意とする範囲が狭くなっていくカリキュラムになっているのです。

総合診療できることが医師の基本要件

しかし本来は、医師たる者、専門外のことはまったく分からないということはなく、総合的に診る能力も、また診ようとする姿勢ももっているはずです。そのうえで、より得意な分野をもっているというのがあるべき姿だと私は思います。これについては今でも、内科を標ぼうしているクリニックの医師が消化器専門医であるとか、循環器専門医であるといったパターンはあると思います。しかしそれでも、すべてを診るというのには程遠く、高齢化にともない、一人の人が抱える疾患が多くなり、こぼれてしまう患者が増えていってしまうのです。

受診先が定まらなければ、重症化や慢性化する危険性も高まります。このような患者をどこで診療するのかがすっぽり抜けてしまっている、これが今の日本の医療の実状なのです。

開業医が得意分野しか診ようとしない限り、この状況を打破することは困難です。総合診療を行う開業医をもっと増やすことが、抜けた穴を埋める唯一の方法だと私は考えます。

大病院には増えつつある総合診療科

総合診療を行う医療機関を増やすことが、今後の日本の医療にとって重要になってくることは、国も認めています。

厚生労働省が2015年に発表した「保健医療2035提言書」のなかに、「総合的な診療を行うことができるかかりつけ医のさらなる育成が必須であり、今後10年間程度ですべての地域でこうした総合診療を行う医師を配置する体制を構築する」という文言があります。

そして総合診療医は、すべての病気について、深く広い知識をもち、生活習慣病や認知症などの慢性期疾患や、突然のけがや病気などの急性期疾患も、総合的に診療する医師のことを指す、としています。今、地域住民の方々の、相談医、家庭医、総合診療医、救急医として、総合的に診療を行う、かかりつけ医を増やすことは国からも求められているのです。

２０１８年には専門医制度が改訂され、総合診療が内科や外科など19の基本領域の一つに位置付けられ、「専門医」化しています。

さらに、２０２０年、厚生労働省は超高齢社会の地域医療の要となる「総合診療医」を増やそうと、一部の国公立大学内に総合診療医を養成する「総合診療医センター」を設置するとしました。学内に医学部生向けの養成講座を設けるほか、卒業後も臨床研修や就職などをサポートし、総合診療医としてキャリアを積んでいけるよう支援する場と定めているようです。

しかし、私が見る限り、これらの施策で増えるのは、大病院のなかの一診療科としての総合診療科であり、そのなかで働く総合診療医を育成しようとしています。実際に昨今、都道府県立の総合病院のなかに総合診療科が開設される動きが目立っています。

総合病院がかかりつけになっていて、同じ病院内の複数の診療科をはしご受診している人は、「じゃあ自分が通っている病院に総合診療科ができたら、そこを受けるようにしたらいいのか」と思うかもしれません。しかし、そうではありません。私が重要と考えているのは「総合病院のなかにある一診療科としての総合診療科」ではなく、あくまで町のお医者さん、開業医の「総合診療科」なのです。

というのも、「総合病院のなかにある総合診療科」は「専門の診療科を受診しても原因が分からなかった患者」を受け入れる診療科としての性格が強いからです。つまり、やはりまず専門の診療科を受ける、というところはなんら変わっていません。

また、総合病院内の各診療科はあくまでもその病院全体の経営方針のもとで動きますから、例えば診療日や診療時間も病院内のルールによって決められています。紹介状がないと受けられなかったり別途料金がかかったりすることもあります。そうなると、私が理想とする「困ったときにいつでも」受診できる、というわけにはいかなくなってしまいます。

先の厚生労働省の取り組みも、確かに、総合診療の重要性に目が向けられ、育成の場がつくられつつあること自体は喜ばしいことです。

しかし、そこで学んだ医学生が総合診療医の開業医を目指せる状況にあるのかどうかは、総合診療医センターも発足したばかりなので、今のところは未知数です。彼らのほとんどは総合病院に「就職」し、病院内での総合診療医として、キャリアを終えてしまうのではないかと予想されます。

今、本当に必要なのは、「開業医で総合診療を行うクリニック」、すなわち「総合診療かかりつけ医」なのです。

総合診療かかりつけ医ができること

総合的な診療の行える医師がクリニックにいれば、一人のドクターがすべての症状を診察し、同じクリニック内で治療を継続していけます。

患者にとってみれば、体調が悪いとき、それが胃なのか肺なのか腰なのか、と部位にとらわれることなくかかれるので便利です。難しく考えず、調子が悪いのはなぜかを知るために受診すればよいのです。

これは特に、多くの疾患を抱える高齢者にとっては便利なはずです。臓器別の疾患ごとにそれぞれの専門クリニックを受診して回るのはどう考えても効率的ではありません。何より、通うのに疲れてしまいます。

普段は糖尿病を診てもらっているけれど、近頃どうも胃の調子が良くない、といったときにも気軽に相談できますし、だるい、疲れやすい、手足に力が入りにくいといった、どこがどう、とはっきり分からない不調にも対応してもらえます。

まさに「病気を診る」のではなく「多くの病気や不調を抱えた一人の患者を診る」のが総合診療かかりつけ医なのです。

総合診療かかりつけ医では、まず問診で具合の悪いところを聞き、採血やX線など必要な検査をします。このとき、症状の出ているところだけを調べるのではなく、患者の話から可能性のある病気を予測し、その病気が実際にあるかないかを調べるための検査を行います。

一つの症状から、臓器別ではなく全身にわたり、いろいろな病気の可能性を考えることができる――これが診療科別と総合診療の最も違うところです。

特に、命に関わるような大きな病気のあるなしは慎重に検査します。例えば、肩こりは心筋梗塞の前触れの可能性がありますので、その除外をするための検査をします。その結果、心筋梗塞のリスクがなく命に別状がないことが分かったうえで、肩こりの原因は肩だろう、と判断します。ここから先の治療は、肩の専門である整形外科の先生のほうが詳しいので、整形外科に紹介をする、という流れになります。

怖い病気である可能性は決して高くはありません。しかし万一の場合、手遅れになってしまったら救えたはずの命も救えません。検査ではっきりと、心配ないことが分かれば患者も安心です。

総合診療では、単に病気を治療するだけでなく、患者の不安を取り除き、安心して日々送ってもらえるようにすることもまた、使命なのです。

総合診療かかりつけ医は「いつでも診る体制である」

どうも調子が悪いから、医者に行こうかどうしようか迷っているうち日が経ってしまい、いざ都合がついたから！と思ったら今度は医療機関のほうが診療時間外だった、そんな経験がある人は多いと思います。

ただでさえ、医療機関へ足を運ぶのはおっくうなものです。仕事や育児、介護など、自分が必要とされているものがあるほど、ちょっと抜けて……がしにくく、自分のことは後回しになりがちです。

そこに加えて、「近所にクリニックはあるのだけど、休診日が多い」「午後休診が多く、なかなか行けない」などの不便があっては、予定を合わせるのも面倒で、負担に感じてしまいます。しかし、都合がつかないうちに受診の気がそがれ「まあいいや、がまんできないほどではないし、もう少し様子を見よう」などと放置してしまうと、やがて大きな病気を引き起こしてしまうかもしれません。

医師としては、体調に異変を感じたらできるだけ早いうちに受診してほしいと思います。

そのためにも、診るほうの体制として休診日が多いなど言語道断です。一般的に休みとなる企業が多い土日祝をはじめ「いつでも診る」体制であることがかかりつけ医には求められると考えます。

時間もそうです。日中は、多くの人がそれぞれの仕事なり、生活なりで時間がとられるのですから、それらがひと段落する夜間こそ、かかりつけ医はドアを開けておくべきなのです。

総合診療かかりつけ医は「検査設備がそろっている」

症状から考えられる疾患、とりわけ命に関わるような大きな疾患の有無を調べるには、画像検査設備が不可欠です。

診療科にもよりますが、内科系でしたら開業医でもX線はほとんどのところにあると思います。しかし残念ながら、体の深いところにある臓器内部や、血管、骨の様子などはX線では明瞭な像が得られません。そのため診断不能なケースも起こります。

そうならないようにするには、最低限CTは完備したいものです。CTがあれば、脳出血などの頭部外傷や肺炎などレントゲンでは映せないあるいは不鮮明な部位の撮影が可能です。骨折もレントゲンより鮮明に映し出すことができます。

私のクリニックではＣＴに加えＭＲＩも完備しています。ＭＲＩはＣＴのように骨を白く映し出さないので、体の深部や骨盤内の内臓疾患、軟骨や靭帯、神経、血管など細かい部位も鮮明に映し出すことができます。

また、もちろん内視鏡や超音波検査も行えます。総合病院とほぼ同等の設備といえ、頭からつま先までくまなく、検査が可能です。

私がここまで検査設備にこだわるのは、きちんと診断をつけなければという思いからであるのは当然のことながら、自身が外科出身であることも影響しています。

救急病院で多くの外科手術の経験を積み重ねてきたなかで、運ばれてきた患者が一刻も早く手術を必要とするのか、そうでないのかの判断も日常的に求められてきました。そこに誤りや甘さがあると、命に直結するのです。

そのため、判断に必要なことはなんでもするのが当たり前になっています。

加えて、目の前の患者を救いたい思いも人一倍と自負しています。「うちは専門ではないのでほかへ行って」などという言葉は、自分の辞書には存在しません。この感覚も、目の前の患者を救うことがミッションであるという救急診療の経験から培われました。

総合診療かかりつけ医は「救急も受け入れ安心感を与える」

365日いつでも診てくれるという安心感は、当然、急病や突然の怪我のときにも得られなければなりません。むしろこの安心感を与えられなければ本当のかかりつけ医ではない、と考えます。救急医療は内科でも外科でもなんでも受けますので、総合診療との相性はそもそも良いのです。

私は、茅ヶ崎の救急医療センターで日常的に、さまざまな病気で運ばれてくる患者に対応しており、その経験から総合的になんでも診ることのやりがいと大切さが身に染みて開業に至った経緯があります。

しかし、救急体制があっても、病気や怪我の状態によって応じられないケースがあっては意味がありません。

救急搬送先がなかなか見つからないケースの代表といっていいのが、頭を強打するアクシデントです。外見にさして異常がなくても、頭蓋内出血などを起こしている可能性が否定できないため、ＣＴなどの高度な画像検査ができる病院でないと、なかなか受け入れないというのが昨今の風潮です。本人や家族にとってみれば思いもかけぬたらい回しの種になることもあります。

例えばこんなケースがあります。

日曜日に家族で団らんしていたところ、５歳になる子どもが部屋をかけまわった末、すべって家具に頭をぶつけてしまったとします。子どもは痛い、痛いと大声で泣き、こめかみのあたりがぱっくり割れ出血しています。傷の周囲もみるみるうちに赤く腫れてきました。親は休日の当番医に電話しましたが、「子どもの頭の怪我は小児科へ行ってくれ」と断られてしまいました。そうしているうち子どもはぐったりしてきます。単に泣きつかれただけなのか、具合が悪くなってしまったのか、親には判断できずパニックになり救急車を呼びました。しかし総合病院をいくつあたっても小児科医がいないと断られてしまいます。数十分かかってようやく、家から車で1時間かかる大学病院の脳神経外科で受け入れてもらえることになりました。

そこでは、念のため検査をしましょうということで頭部のＣＴを受け、幸いにも異常なしでした。しかしここでは、傷の縫合はできないと言われ、一家は病院から帰され家の近くの外科へ行かなければなりませんでした。

休日という不運はあったものの、子どもが怪我をしてから医療にたどり着くまでに数時間、異常がないと分かったもののさらに傷の処置のために別の医院にかからねばならず、半日以上を費やしてしまいます。

その間、親は万一のことがあったら、と気が気ではなかったはずです。

しかしそのうち、純粋に診療にあてられた時間はＣＴ検査を含めても1時間程度です。

仮にすぐ、かかりつけ医で診てもらえて、異常がないことも分かり、傷の縫合までしてもらえれば、1時間ですんだかもしれないのです。当然、親の不安も早く解消されます。その日の夕方には、いつもどおりの和やかな休日を取り戻せた可能性も十分にあります。

私の考える総合診療かかりつけ医は、命に関わる疾患の有無が分かる検査機器を持っていることが条件となりますので、これが可能になるのです。まさかのときに、すぐに対応してもらえる医院が近くにあることほど、安心なことはないはずです。

総合診療かかりつけ医は「家族みなが医療を受けられる」

総合診療かかりつけ医にとって、患者の年齢は関係ありません。子どもは小児科へ行って、ということもありませんので、親子が一緒に受診することもできます。

また、思春期に多い精神的な不安定さや、更年期の不定愁訴、老年期のフレイル（虚弱）やうつなど、ライフステージにより起こりやすい不調も総合診療かかりつけ医は診ることができます。診察や検査を行った結果、より専門的な治療が必要な場合は、同じ地域の専門医や大学病院を紹介します。

いわば家族にとっての専属クリニックです。何かあればまずそこへ、という場所が決まっていれば安心です。

また、診療ではしばしば、患者の普段の生活や学業、仕事のことを伺うことがあります。その情報が診療に活かされることが多々あるからです。

例に出すまでもなく、普段の食生活の栄養バランスが偏っていたり、食べ過ぎていたり、逆に食べられなかったり、ということがあればそれは健康状態にてきめんに出ますし、喫煙や飲酒習慣も病気によっては発症や悪化に深く関わっていることはよく知られています。また、ハードワークで疲れがたまっている、受験勉強や親の介護などでストレスフルであるというようなことも病気や不調のもとになります。

ただ、診療のためとはいえ、プライベートに関わることを聞くのも話すのも、ある程度信頼関係が築けていないとしにくいものです。

なにか悩みがあって、そのために頭痛や胃痛があることもあります。患者本人は実はうすうす、そうじゃないかなと思っていても、信頼関係が築けていない医師の前に出ると、そんなこと言ったら変に思われるとか、恥ずかしい、とかいう気持ちが邪魔して、医師から心あたりを尋ねられても「さあ…」と取り繕ってしまいがちです。

そうなるとなかなか、的確な診断や治療に結びつきません。

その点、一家そろって受診しているかかりつけ医があれば、信頼関係が築きやすく、ちょっとしたことでも話がしやすくなります。「お子さんはいくつになりました？　ほお、もうそんな年に。時間の経つのは早いですね」などと、何気ない会話であっても「ああ、この医師は自分たちのことを分かってくれている」と安心感につながりやすいものです。

そして医師のほうも「こちらのお宅は確か今、親御さんの介護でたいへんなはず」などとある程度の家庭の状況を把握していれば、「ストレスはどうですか？」と、事情を考慮した問診も可能です。介護で疲れている患者にしてみれば、もしかしたら医師からねぎらいの言葉を一つかけてもらえるだけでもストレスが軽くなり、「かかりつけ医がいてくれて良かった」と思えるかもしれません。

なお、コロナ禍のもとでは、感染を警戒して外へ出なくなってしまい、多少健康不安が生じても、受診をためらってしまう人が多くいます。その結果、病気を悪化させてしまったというケースも耳にしています。

もし、近くに信頼できるかかりつけ医がいたら、そんな心理的ハードルも下がると思います。不調をがまんすることなく、すぐ受診をして軽症のうちに治療を受ければ重症化、慢性化が防げ、苦しむこともなくなるのです。

総合診療かかりつけ医は「検査や薬の重複を避けられる」

みなさんが今、診療科別に5つのクリニックにかかっているとします。そうしますとカルテも5つあることになりますが、今の日本の医療体制ではそれらはばらばらに、それぞれのクリニックで保管、運用されており、どこか一カ所にまとめることができていません。

これだけIT技術が発達しているのですから、将来的にはカルテはクリニックごとではなく、患者ごとにして、たとえ別の医療機関にかかったとしても、同じ一つのカルテに情報を蓄積できるようになればいいのに、とは思いますが、一朝一夕にはいきません。

昨日かかったAクリニックでどんな検査が行われ、なんの薬が出たのかを、翌日別のB医院にかかったときに、医師が確認できれば、無駄な検査や薬はぐっと減るはずです。「昨日血液検査を受けたのですね、ではその結果が出たら、こちらにももってきてください」「Aクリニックでも胃薬は出ているのですね、ではこちらでは出しません」と患者に伝えられるからです。

こうした情報は、患者自身が覚えていて、B医院に申告することもできますが、いちいち覚えていないという人も多いと思います。それよりも医療機関の間で情報が共有できていれば、患者への負担がありませんし、記憶に頼るのではなくカルテそのものを見るのですから確実です。

ただ、それも総合診療かかりつけ医がいれば、そのような技術の進歩を待たずとも解決できます。受診先が一カ所なのですから、カルテも一つです。しかも同じ医師が診ているのですから、無駄な検査や薬が出るわけがありません。

総合診療かかりつけ医は「昔からの経緯を分かってもらえる」

総合診療かかりつけ医をもつことのメリットはまだまだあります。どんな不調でも受診できるのですから受診回数も多くなりますし、それが一年、二年と積み重なることで、医師のほうも患者のことがよく分かってきます。簡単にいえば「顔なじみ」になるのです。

ご近所さんでも、長いお付き合いの人だったら、「今日ははつらつとしてとりわけ元気そう」とか、逆に「今日は元気がないなあ、具合が悪いのかな」と、ちょっとした変化に気づきやすくなります。まして医師なら、顔色や肌つや、声のトーンなど、長い付き合いであるほどひとめ見ただけで、体調を把握することができます。

つまり、医師のほうで患者のささいな変化に気づきやすくなるため、そこから病気の早期発見につながる可能性が期待できるのです。

もちろん転居や、入学・就職などで住む場所が移動すると、そういうわけにもいかなくなってしまいますが、少なくともかかりつけ医が決まっている家庭は、そうでない家庭よりも、長い期間診てもらっている分、自分の体のことを分かってくれているという安心感が強く得られるのではないかと思います。

少し大げさに聞こえるかもしれませんが、総合診療かかりつけ医は、患者の「人生」に関わる職業だと思っています。私のクリニックはまだ開院5年目ですが、それでも開院当時小学校高学年だった男の子が、今は見違えるほど背も伸び、声変わりもしている様子を見ると感慨深く思います。子どもの頃は転んで怪我してよく来ていたような患者も、成長につれて花粉症になったり、運動部でひざを痛めたり、受験で悩み眠れなくなったり……と、ライフステージの移り変わりによって受診理由も少しずつ変わってくるものですが、昔から知っていれば、診察室でも気さくに話ができ診療もスムーズです。花粉症は良くなった?とか、以前怪我した古傷はもう大丈夫?とか声をかけると、自分のことを分かってくれている、とばかりにうれしそうな顔をする人もいます。

ひざの痛みを治療したら、部活でレギュラーをとれた、とか、治療でよく眠れるようになったので、受験で悔いなく力を発揮できた、とか、そんな報告を聞けば、良かったなあと思うとともに、微力ですがその人の人生が前向きに、うまく進むお手伝いができた実感も得られ、うれしく思います。

総合診療かかりつけ医は、単に病気や怪我を治すということではなく、継続したお付き合いを通じて、患者が質の高い人生を送るサポートもできるのだと、やりがいを感じるのです。

病気の治療だけでなく健診や予防も

医療機関は病気にかかったときだけのお付き合いではありません。かかってしまう前の、病気の芽を発見して発症を防ぐための健康診断や、がん検診などの各種検診も行っています。

日本は国民皆保険制度があって、自己負担分が安く抑えられていることもあり、「病気になったら医者にかかればいい」とばかりに、病気を予防することへの関心は決して高いとはいえません。例えばがん検診の受診率も、欧米では7～8割といわれているのに対し、日本は4割程度という状況です（2019年国民生活基礎調査）。

また、日本人はがまん強い性格といわれており、多少の痛みや不調があってもすぐに医者へ行かず、がまんできなくなってからかかる、という傾向が強いように思います。しかし近年はQOL（クオリティオブライフ、生活の質）という言葉もずいぶん、日本にも浸透してきています。痛みがある、よく食べられない、眠れない、疲れやすいといったことが続くと、たとえ命に別状はなくても日々快適に生活することが困難になる、すなわちQOLの低下につながります。いらいら、くよくよしやすくなり、精神面にも良くありません。

やはり病気は予防できるに越したことはありませんし、かかったとしてもできる限り早い段階で見つけ治療するほうが、QOLの点でも望ましいのです。

そのためにも日本人はもっと、健康診断や各種検診を積極的に受けるべきなのです。そこで利用したいのがかかりつけ医です。近くにあって、いつも顔を合わせているかかりつけ医のところなら行きやすいはずです。

そのかかりつけ医が総合診療医であれば、血液であろうがレントゲンであろうが、すべての臓器に関わる検査結果を的確に読み取ることができますから、病気の発見もしやすいと考えられます。その後の予防や治療も、どの臓器であっても部位であってもスムーズに行えるのです。

総合診療かかりつけ医が患者の情報リテラシーを上げる

日々の診療をしていると、ときどき、「テレビの健康番組で高血圧には○○という食べものが効くらしいと言っていました」とか、「○○を食べると痩せると聞きました」と言ってくる患者がいます。テレビの影響力は大きいので、医師の私が首をかしげるようなことも、信じてしまう人が多いのだと思います。

こういったとき、患者と医師の間に信頼関係が十分築けていないと、医師が頭ごなしに「そんなのはうそだ」「信じるほうがおかしい」などと言ったりして、患者がかえって気を悪くしたり、あるいは萎縮してしまったりして、ぎくしゃくしてしまうことも起こり得ます。「あの医者とは合わない」と、通院をやめてしまい次々と医療機関を変えていては、病気の治療もスムーズにいかなくなってしまいます。

でも、もし、長年診ている総合診療かかりつけ医だったら、そんな患者の思い込みや誤りを上手に解いて、正しい知識を教え、理解してもらいやすくなります。

情報を適切に判断し、情報を通じて決定を下す能力を、情報リテラシーといいます。医師と患者とのコミュニケーションが日頃からスムーズにとれていれば、医師としてもちょっとした誤解の指摘も、あるいは気をつけておくといいよ、といったアドバイスも気軽に行いやすいですし、患者もいちいち緊張するようなこともなく素直に受け取りやすいはずです。そうすることで、患者の情報リテラシーが高まり、予防したり早期発見したりということをすすんで、自主的に行えるようになるのです。

なお、患者のなかには話下手などで、自分の症状をうまく言葉で表現できない人もいます。いつから、どこが、どのように、どうなのか、といったことが分かりやすく筋道たててしゃべれないために、医師にうまく伝わらないということも珍しくありません。

そのようなときでも丁寧に聞き取り、こちらからも質問して適切な情報を得る努力をするのが医師の務めだと私は思っていますが、なかにはそれで「ちょっとぼくにはよく分からないから、ほかへ行って」と冷たくあしらわれてしまった、という話も患者からよく聞きます。そこまでいかなくても、とりとめのない患者の話をざっと表面的に聞いて、自分が理解した範囲で「ああ、頭が痛いのね、じゃこの薬」と結論づけるような診療もないとは言えません。

ここに挙げたのはやや極端な例かもしれませんが、あまり通院歴がなく信頼関係が築けていないほど、こうなる可能性は高いといえます。顔なじみであれば、医師も患者の人となりや得手不得手がある程度分かっていますから、この人は口下手とか、緊張しやすいなどと把握できます。ほかの人より時間をとったり、質問を工夫したり、より良い診療の工夫をするはずです。

臓器別ではなく、なんでも診る総合診療かかりつけ医にかかれば、通院機会も増えますので、コミュニケーションが円滑になり、良い診療の提供につながります。

いつでも頼れる心強さは何物にも代えがたい

患者が医療機関へ行くのは、病気を治してもらいたいからであることはもちろんなのですが、医師の診察には、実は単に病気を治すだけにとどまらないメリットがある、と私は考えています。

重い病気ではないかと心配していたが、診察を受けたらおおごとではないことが分かってほっとした、とか、治るまで時間がかかるのではと思っていたがそれほどでもなく安心した、など、医師と話をすることで、もやもやと抱えていた不安が解消し、先の見通しも立ってすっきりすることがあります。つまり、普段それほど意識されることはないのかもしれませんが、病気そのものが良くなる、あるいは良くなる見通しが立つのと同時に、精神的な負担も軽くなっていくことが患者の心身の健康に大きなプラスになっていると思うのです。

なんといっても、いざというとき「ここに来れば安心」と思える医療機関が近くにあれば、生活するうえでとても心強いはずです。その安心感こそ、「なんでも診る、いつでも診る」総合診療かかりつけ医の強みではないかと考えます。

〝総合診療先進国〟の例

臓器別、診療科別医療が根付いている日本では、医師であっても「総合診療かかりつけ医なんてできっこないのでは」と思うかもしれません。

しかし海外に目を向ければ、すでに総合診療ができる医師を地域ごとに養成し、彼らがかかりつけ医として医療の入り口を担っている国はいくつもあります。

なかでもよく知られているのがキューバの医療体制です。かかりつけ医の重要性に早くから着目していたキューバでは、1959年の革命後に家庭医制度を採用しました。家庭医とは文字どおり、家族ぐるみで最初にかかる医療機関のことで、海外では広く認知されています。診療科にかかわらずなんでも診るので、私が本書で述べている総合診療かかりつけ医とほぼ同義といえます。

キューバでは、その家庭医が一人当たり約120家族を担当し、より専門的な医療を必要とする場合は、その家庭医が所属する地区の診療所へ送られます。地区診療所は一カ所につき20～30人の家庭医の患者を担当します。

そこでも対応できない場合は、さらにその上の、地域の総合病院へ、ということになります。なお、地区ごとに24時間対応する救急施設もあります。

このように、キューバでは家庭医を医療の入り口とし、家庭医→地区診療所→地域の総合病院と重症度に応じたルートが決まっています。具合が悪くなったらまず家庭医にかかれば良いというシステムです。

キューバと日本では国の医療体制自体が大きく違うのは確かです。しかし地域住民が近くの医院をかかりつけ医として、家族みながそこにかかり、高度な医療を要する場合はしかるべき病院へ紹介、という基本的な流れは見習うべきだと考えます。

英国も家庭医が根付いている国としてよく知られています。英国では全国民が家庭医を登録し、まずそこへ受診をします。家庭医が診察し、より専門的な医療が必要と判断した場合は専門医のいる病院を紹介します。日本はフリーアクセスで、初診でも専門医のいる大きな病院へかかることができますが、英国では原則、家庭医の紹介がなければほかの病院へかかることができません。

フリーアクセスは、患者が医療機関を選べる良さはあるものの、軽症でも大病院へかかったり、医療機関をはしごしたりなどで、効率の悪さが課題となっているのも確かです。英国では、登録した家庭医しか受診できないという制約はありますが、家庭医→専門医のいる病院のルート、各々の役割分担が決まっているので医療の提供に無駄がなく、患者にも分かりやすいといえます。

なお、英国ではすでに1960~70年代にかけて、家庭医になるための専門研修プログラムがつくられ、家庭医を目指す医師はこの研修を受けたうえで試験に合格しないとなれない、といった教育環境やキャリア形成の仕組みが、国主導で整えられていました。その後も、家庭医の能力向上を目的とした厳しい研修プログラムがつくられ、高い診療スキルをもつ家庭医を育ててきた経緯があります。

そうした背景から、英国において家庭医は、登録している地域住民の健康を守るという大きな役割を担えるだけの能力をもち、またステイタスも高いのです。英国民は、職業全体の中でも家庭医を高く評価しているという話もきいています。

オランダも、ヨーロッパで英国と並び、家庭医の先進国といわれています。ほぼすべての国民が、近所にある家庭医に登録されており、具合が悪くなれば夜間でも、休日でも、365日24時間、登録している家庭医を受診することができます。そして家庭医は必要に応じ、より専門的に診る医療機関を紹介する仕組みです。専門医への受診は、必ず家庭医からの紹介という形になります。

［図表4］　参考　プライマリ・ケア先進国の受診イメージ

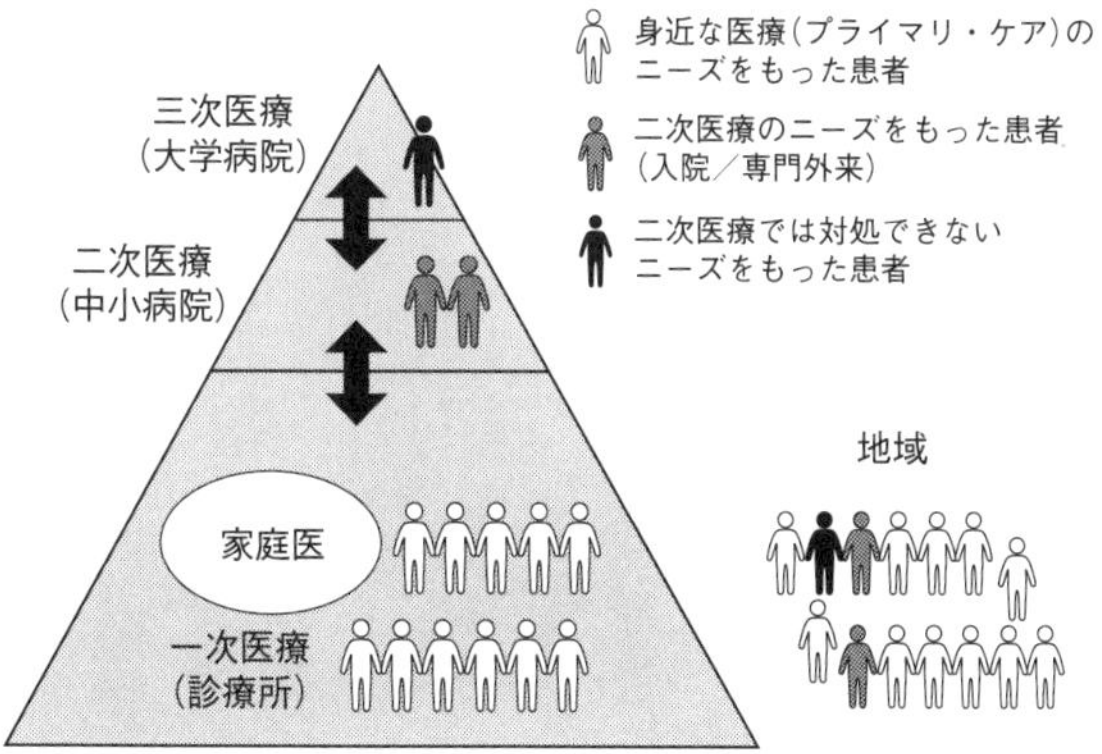

オランダでも英国とほぼ同じ時期の１９７０年代に、国の主導で家庭医になるには専門研修を修了しなければならないと決められ、全国の大学に専門研修を行う家庭医療学講座が設置されました。これにより、医学生は全員、家庭医療を理解したうえで医師になっていく仕組みができあがったのです。

80年代には家庭医療が研究領域の一つと位置付けられ、さまざまな研究が盛んに行われるようになり、家庭医療の質向上につながりました。その後も保険制度の改革などで、保険給付の対象になる医療のほとんどが、家庭医によるプライマリ・ケア（身近にあって、具合が悪くなったとき最初に受ける医療）を介したものになったことを受け、家庭医が医療の中心的な役割を果たすようになり、ステイタスが確立されていったのです。

ほかにも、オーストラリアやシンガポールなども家庭医が普及している国の一つです。こうした、家庭医によるプライマリ・ケアの仕組みが進んでいる国では、家庭医のステイタスが高く、診療科の壁を超えてすべてを診ることができる高い知見をもった医師、として一目おかれているのが特徴です。一方、日本では、専門性が高い医師、つまり一つの領域を深く極めている医師ほどすごい、とみられる傾向があります。もちろんそうした先生方も素晴らしいのですが、医師のキャリアとして、総合診療を行うかかりつけ医も同じように、誇れるものであるはずです。しかしまだ日本では、認知度すら低いのが残念です。

［第4章］

地域連携、設備の充実、スタッフマネジメント……「総合診療かかりつけ医」のあるべき姿

私が「総合診療かかりつけ医」を目指したきっかけ

私は2017年に地域の総合診療かかりつけ医になるべく開業をしましたが、もともとは外科医志望でした。父が脳出血で倒れたときには、脳外科になろうかと思ったこともありました。

医学部を卒業し国家試験に合格した後、医師の卵として地元、静岡県の浜松医大へ行きました。当時はスーパーローテーションといって、2年間ですべての診療科を経験する研修プログラムがあり、さまざまな診療科の先生と出会いました。

しかし、研修中に気になったのは、自分の専門以外のことには患者の訴えがあってもこたえない医師の態度でした。

当時はまだ総合診療という選択肢はなかったので、この時点では外科医としてたくさん手術をし、人の命を救いたいと思っていました。その一方で、自分は患者の不安にはすべて、こたえられるようになりたいという気持ちはもっていました。それには、外科領域だけではなく、全体を診られるようにしなければ、という考えもこのときすでにありました。

患者の訴えを絶対に無視しない医師、そういう外科医になりたいと思っていたのです。

スーパーローテーションを修了した私は、同じ静岡県内の磐田市立総合病院に外科医として就職しました。年間1000件もの外科手術を行う病院で、私も手術に明け暮れる毎日を送りました。急患も多く、2日に一度は夜、呼びだされて緊急手術を行いましたが、きついとは思いませんでした。手術することで患者が助かり、家族も喜んでくれる。そんな毎日にやりがいを感じていました。

その後、大学時代の教授からの勧めもあり、1年半ほど千葉県柏市の国立がんセンター東病院でレジデントとして働きました。呼吸器外科の勉強をしたのち、神奈川県茅ヶ崎市にある地域の中核病院、湘南東部総合病院へ入職し、ここで出合ったのが救急医療です。

このころにはますます、外科にとらわれずなんでも診たいという気持ちが強まっていました。そこで同病院の救急センターの医師として、約7年、日々飛び込んでくる急患の治療にあたったのです。

もちろん私一人だけではありません。医師、看護師、救命士など20名ほどのスタッフで、赤ちゃんからご高齢の方、こじらせた風邪からお腹に包丁が刺さった人まで、誰でも、なんでも診る日々でした。

このときも、患者や家族の気持ちを最優先にすることをおろそかにせず、病状をしっかり説明して、治療を理解してもらうように心掛けていました。

当時、病院としては経営的な観点からも、地域の中核病院として救急に力を入れていることを対外的に強く広報したいという意向がありました。私もたくさん手術をして多くの方を救いたいですし、困っている人をどんどん受け入れたい気持ちがありました。

そこで私は、自ら広報的な役割も買って出ていました。それまで救急センターは理事長が統括していたのですが、志願して初代の救急センター長となったのです。おもに消防署を回り、積極的に急患受け入れを行っていることをアピールしました。

日本救急医学会救急科専門医も取得しました。でも、この病院では治療技術以上に、患者にどのように接するべきかをはじめとした、医師としての教養を身につけることができたと思っています。ここでの経験が、今の「なんでも、いつでも診る」診療方針につながっていることは確かです。

本当にやりがいのある立場で充実した約7年でしたが、次第に、「もっと早く病気を見つけて治療することができれば」という思いが強くなってきました。

というのも、救急センターは、重篤な症状になってから運ばれてくる患者が大半を占めます。手術をすることで、そのような患者の命を救えることはたいへんやりがいのあることですが、それ以上に、手遅れ寸前のような状態で運ばれてくる患者を少しでも減らしたい、と思うようになったのです。

それには、幅広い診療内容としっかりとした検査で早期発見に努めることが大事です。それなら、総合病院ではなく、開業医として総合診療を行うのがいちばん、と道が定まっていったのです。

病院の総合診療科から開業へ

開業を念頭におき始めた頃、神奈川県座間市に新たに総合病院ができることを知りました。しかもそこには総合診療科があるというのです。それなら、開業前に総合診療の勉強ができるのではないか、と思い、開業するまでとの了承をもらい、入職しました。

そこの総合診療科は私を含め計4人体制でした。私より上の二人の医師は、もともと別の病院の総合診療科にいたため、お二方とも豊富な知識をもっており、人間的にもすばらしく、全身を診る、なんでも診ることを当たり前としている、まさに私が理想とする医師そのものでした。

総合病院だったので、例えば整形外科病棟に入院している高齢の患者が発熱したというときに、総合診療科で頭からつま先まで全部調べ原因をつきとめることができたのです。病院内でもとても頼りにされる存在でやりがいがありました。

通常、一人の患者を診るのは一人の主治医ですが、ここの総合診療科では、一人の患者をチームで診ていました。毎日のようにカンファレンス（患者の治療方針を決定するための会議）があり、ああでもない、こうでもない、と、それぞれの専門、得意分野の知見を持ち寄り、意見を交わしたのです。

患者の前では自分の専門医の立場は捨て、疾患にとらわれずなんでも診ました。例えば私は外科医ですが、胸痛や腹痛の患者も診ますし、それも外科だけの立場で考えるのではなく、循環器や消化器の不調、心因性の可能性も念頭において診察や必要な検査を行い、カンファレンスで他の医師の意見も聞いて、診断、治療を行っていきました。

自分はそれまで長年にわたり、総合診療をしたいと願ってきたものの、実地医療で具体的にどのように行われていくのかは勉強する場がありませんでした。そのため、ここ座間総合病院での経験も、先の湘南東部総合病院での救急医としての経験とともに、これなくしては今の自分はない、といっても過言ではないほど貴重なものとなりました。

それほど座間総合病院での診療はとてもやりがいがあり、人間関係にも恵まれましたが、開業への思いが揺らぐことはありませんでした。ここに来るほとんどの人は、近くのクリニックで診てもらったにもかかわらず原因が分からなかった人です。それなら最初から、近くのクリニックで総合診療ができるようになればいい、というのが私の一貫した考えでした。

座間総合病院に入職して数カ月ほど経ったある日、開業候補地を探しに車で神奈川県内を走っていたところ、たまたま目に入ったのが「テナント募集」と大きく書かれた看板でした。そこは神奈川県の南西部に位置する綾瀬市のショッピングモールの一角でした。「ここがいい」ピンと来ました。私は大きな決断をするときに自分の勘を信じてうまくい

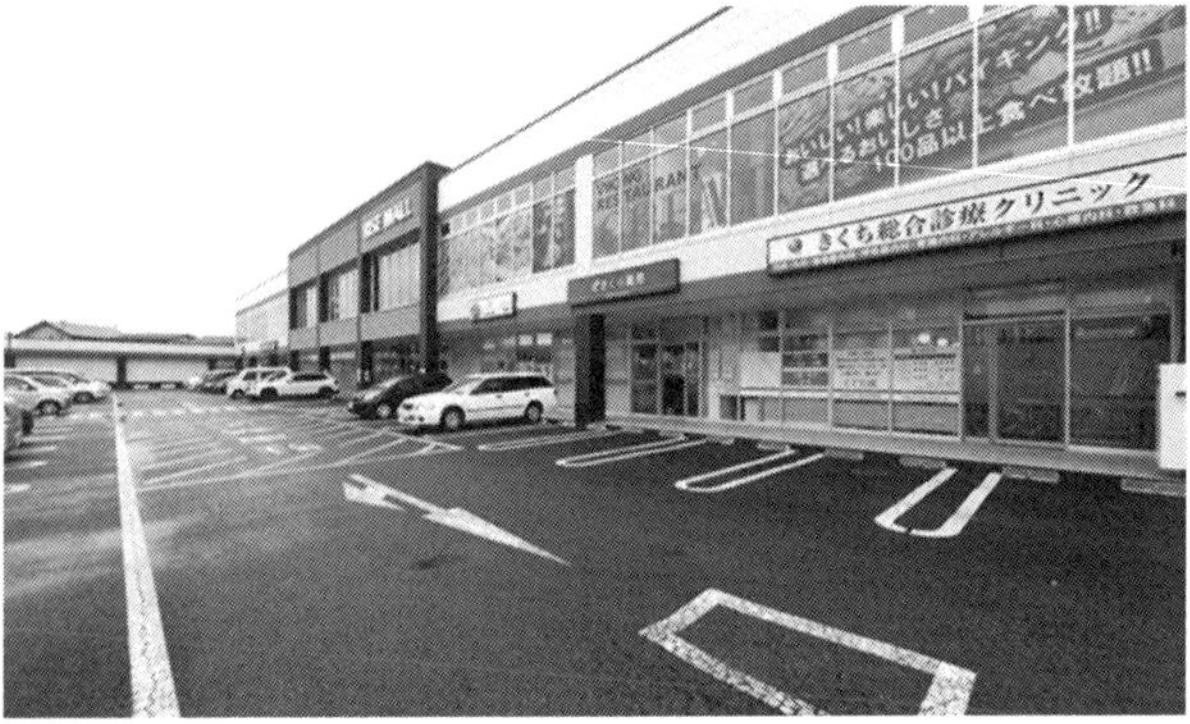

くことが多々あります。その場ですぐ不動産屋に電話して、ここで開業したいと伝えました。

直感、といってもただのフィーリングで決めたわけではありません。

まず、郊外に位置し駐車場があること、そしてテナントの広さです。駅前の小さなテナントは最初から候補外でした。家族みなでかかれるクリニックを目指していたのと、総合診療かかりつけ医としてやっていくなら、診断をきっちりつけるための検査機器の導入は絶対条件と考えていたからです。最低でもＣＴは欲しかったので、60坪以上の広さを求めていました。

そしてなにより私は、医療機関の少ない地域で開業したいと思っていました。車を走らせていて偶然見つけたこの場所、綾瀬市は、神奈川県内でも医療過疎地であることをあとで知りましたが、これは渡りに船でした。ここで地域医療に貢献したい、と気持ちを固めたのです。

検査機器へのこだわり

私のクリニックはＣＴだけでなくＭＲＩも完備しています。検診専門施設や、脳神経外科など一部の診療科を除き、町のクリニックでＭＲＩまであるのはとても珍しいといえます。

開院時はＣＴのみでしたが、開業4年目にＭＲＩの導入を決意しました。高齢の患者も多く、特に脳梗塞や脳卒中といった病気が疑われる際の脳血管の画像検査や、頸椎や脊椎の変性疾患を見極める際にもＭＲＩが必要であると判断したためです。

診断ができることは、自分にとって、総合診療かかりつけ医になるにあたり、絶対に外せない条件でしたので、ＭＲＩも入れることで診断に必要な検査のほとんどを網羅できることに満足しています。

検査自体は医院常駐の技師が行い、読影は遠隔で依頼をしています。多くのケースで、かかりつけ医を受診したもののそこでは原因が分からず、もっと大きな病院で検査してもらってください、と紹介状を渡され、受診しなおすという二度手間が起こっていますが、当院でしたらそのようなことはなく、かかりつけ医の段階で診断がつけられるので患者は時間や労力を使わずにすみますし、なにより安心です。

診断によっては、より高度な治療を必要とする場合は当然あります。そのときには当院から協力関係にある近隣の総合病院を紹介することになりますが、診断がついている、ということは紹介先の病院にとってもメリットがあります。

想像していただければお分かりになると思いますが、原因が分からずに送られてくる患者よりも、診断がついて送られてくる患者のほうがすぐに治療方針も立てられますし、追加の検査が必要な場合もすぐ判断できます。紹介先の総合病院が費やすコストやパワーの無駄がない、ということです。

当然、患者にとっても、スムーズに治療に移行できますし検査の重複も避けられますから、無駄がなく効率的です。

導入コストはかかりましたが、今では噂をきいて綾瀬市以外の遠方から来院する患者も多く、頼りにされているのをありがたく思い、日々頑張っています。

地域連携で高度な医療も受けられる

なんでも診る、がモットーの総合診療かかりつけ医ですが、それは決してなんでも自分一人で診ることとイコールではありません。当然のことですが、患者の病気や怪我の治療がすみやかにベストの形で行われることが重要です。

なんでも診る、を公言しているからこそ、私は周辺で高度な医療が行える総合病院や専門病院との連携を密に行っています。

近隣の海老名市と藤沢市にそれぞれ大きな病院があり、必要に応じて紹介をしています。また、かかりつけ医だけでなく総合病院にとっても、精神科の専門病院が少ないことは悩みの種となりがちですが、当院は湘南敬愛病院という心療内科・精神科専門の病院への紹介が可能です。私がここで手探りながら総合診療かかりつけ医としてやっていけるのも、周囲にこうした総合病院、単科の専門病院があり病診連携をとらせていただけるからこそ、と感謝しています。

連携と一口にいっても、ただ近隣にあるからというだけでは成り立ちません。どんな仕事でも同じでしょうけれど、当院や私の名前、顔を知っていただくことからはじめ、信頼関係を築いていかなければなりません。そのため開院前から各病院での勉強会など、会合には積極的に顔を出し、開院時には挨拶して回るとともに当院の診療内容や設備、スタッフ体制などどんなことをしているかを説明し、自分の総合診療にかける思いもお伝えできるよう努力しました。

そうした甲斐もあり、今はたいへんスムーズな連携ができています。もちろん紹介先の病院も、状況によって受け入れが難しいこともありますが、今のところ紹介先がなく困ることは生じていません。

いつでも頼れるクリニックの条件

私が「なんでも診る」と同じくらい重視しているのが「いつでも診る」です。

どんなに、なんでも診るといっても、診療時間が限られていては患者は、受診機会を逸してしまいます。診てもらいたいときに開いていないのでは、かかりつけ医の意味はあり

［図表5］　参考　当院の受診者年齢別分布（2018年）

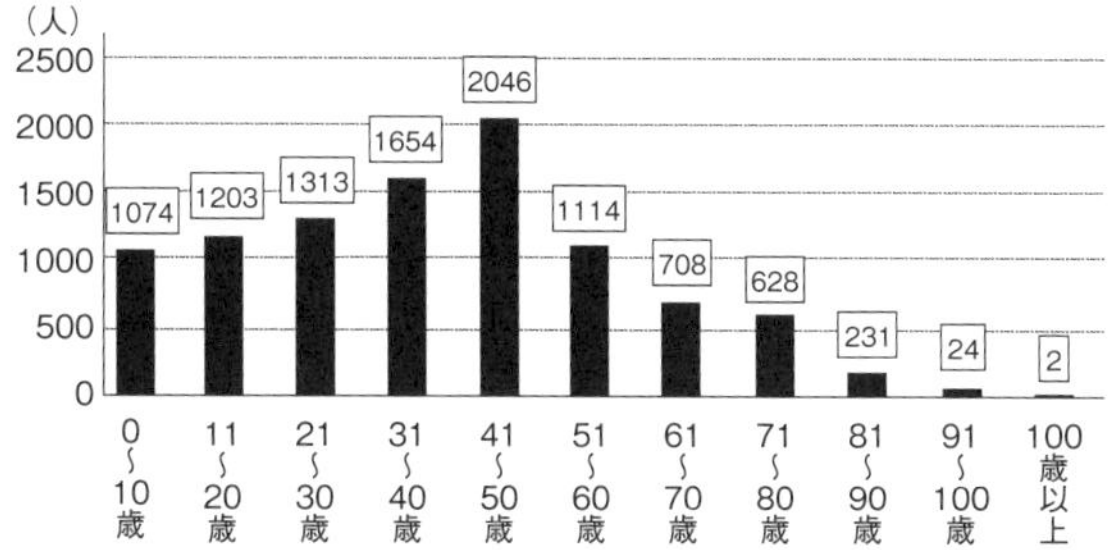

ません。

　総合診療を掲げているクリニックのなかには、診療予定表を見ると平日午後や土日祝は休診のところも少なくないようです。私は開業当初から、他の医療機関が閉まっていることの多い土日祝こそ診るべき、と心に決めていましたので、土日祝日にも診療時間を設けています。

　夜も9時まで診療しています。当院を受診される患者の属性（地域や年齢、性別など）の統計をとりますと、40～50代のいわゆる働き盛り世代の割合が意外と高くなっています。これは、当院が平日は夜9時まで診療していることが関係していると思われます。仕事が終わった後に受診しようにも開いている医療機関がなかなかないので、遅くまで開いているところは重宝がられます。

具合が悪くなったとき、いつでも頼りになれる医療機関でありたい。早期発見、早期治療を患者に呼び掛けているのであれば、医療機関側もそれが可能な受け皿をつくるべき、こうした思いから、次に述べる救急受け入れも含め、365日24時間診療可能な体制を整えています。

救急の受け入れ施設としての責任を果たす

「なんでも診る、いつでも診る」を掲げている以上、救急受け入れをしない選択はあり得ませんでした。開業してすぐ救急医療機関、つまり救急車が搬送先を探すときの候補となる医療機関の申し出をし、認定されています。また、救急搬送だけでなく急患も、事前に電話をいただければ扉を開けて、診療します。

しかし、単なる施設認定を受けただけでは、対外的に救急医療を行っていると胸を張ることはできないと考えています。

ご存知のとおり、昨今、救急施設でありながら救急車や急患の受け入れを拒否するケースがあとを絶ちません。これは非常に憂慮すべきことだと思います。

典型的なのが、頭の怪我です。家の中でちょっとつまずいて頭をぶつけただけでも、

「頭は診ない。脳神経外科のあるところへ行って」と病院側から断られてしまう、という話はよく聞きます。万一、脳にダメージがあったときに責任がとれない、という言い分なのでしょうけれど、私にとってみれば情けないの一言に尽きます。

私はもともと外科医ですが、脳神経外科医ではありません。でも、湘南東部総合病院の救急センターにいたときには、頭部の怪我にももちろん対応しました。必要に応じCTやMRIで検査をし、異常がなければ傷の縫合を行うなどの処置をしていました。仮に大事故で脳に損傷が及んでいることが明らかなのでしたら話は別ですが、画像検査機器がありながら検査もできない、しようとしないのはなぜなのか、それほど自身の判断に確信がもてないのか、疑問です。

精神科領域の救急も敬遠されがちなケースの一つですが、私のクリニックではわけへだてなく受け入れます。ここでも、湘南東部総合病院での救急医の経験が生きています。この病院には精神科病棟もあり、救急にも病気を背景に自傷行為をするなどで大怪我を負った方が運ばれてくることも多かったのです。

開業後も、こんなことがありました。

ある日の夕方、50代の男性が救急搬送されてきました。家の前で額から血を流して倒れていたのを近所の人が見つけ119番通報したようなのですが、救急隊の方によるとこちらの問いかけにもろくに答えず、終始わけの分からないことを口にしているといいます。ようやく聞き取れた情報では、どうも朝から酒を飲んでいたらしい、ということでした。

確かにその人は酒臭く、酔っぱらっているように見えました。

ここまで聞くと、単に酔って前後不覚となり、転んで怪我をしたようにも受け取れますが、念のため、酔いが醒めるのを待ってMRI検査をしたところ、なんと脳腫瘍が見つかったのです。流血や、応答がうまくできなかったこと自体は酒のせいと思われますが、これがもし、精神的な不安定さを理由に救急受け入れ拒否にあっていたら、脳腫瘍は発見されないまま、手遅れになっていたかもしれません。

このように、やはり医師が診ないと分からないことはたくさんあるのです。その医師が、どうせ酒酔いだろう、とか、精神科はうちでは診ない、などといって診療をしなかったら、命を救うことができません。

もちろん0歳児の救急、急患も受け付けます。これもかつて救急医として勤務していた湘南東部総合病院では当然のことで、赤ちゃんでも高齢者でも、年齢で区別することはありませんでした。

確かに私は、救急医療の経験がある分、開業医として救急、しかも総合診療の立場でどんな患者も受け入れることに対するハードルはほかの方に比べ低いのかもしれません。しかし、誰か医者が診なければなにも始まりません。右往左往している救急隊の方、その車内で苦しんでいる患者がいると思えば、救急受け入れ施設でありながら門前払いするようなことは、少なくとも私には考えられません。

開院2年で増床を決意

開業時には60坪程度のワンフロアでしたが、2年近く経ち患者もスタッフも増えてきたことで手狭に感じていたところ、たまたま2階が空くとの情報が入りました。2019年のことです。これは朗報、と再び得意の勘が働き、増床を決めました。

しかも、テナントのオーナーと交渉し、内階段をつくって1階と2階を表に出ずに行き来できるようにしたのです。

増床を決めたのは人が増えたからだけではありません。MRIを新規導入するなどの検査機器の増加も、理由の一つにすぎません。

地域のみなさんに本当に役立つ総合診療を考えたときに、これからは予防やリハビリにも力を入れていくべき、と思ったからです。そのためには健康診断や各種検診も充実させる必要がありますし、リハビリを行うには当然ある程度の広さのスペースが必要です。

加えて、小児科のスペースも、親御さんがお子さんの世話をしやすいよう、ゆとりをもたせたいと考えていました。開業時からホスピタリティを重視した空間や雰囲気づくりを心掛けていましたが、より充実させたかったのです。

開業して2年の時点で、規模を拡大することにまったく躊躇がなかったわけではありませんが、ありがたいことに患者数は右肩上がりでしたし、自分も体力がある今のうちに、やれることはやりたい、という強い気持ちがありました。今の日本ではどちらかというと、病院勤務が体力的に厳しくなってきてから、自分のペースでやりたいと考えて開業というパターンが多いと思います。各人のライフプランがありますからそれが一概に悪いとはいえませんが、総合診療かかりつけ医として幅広い疾患を診ようとするならば、体力があり

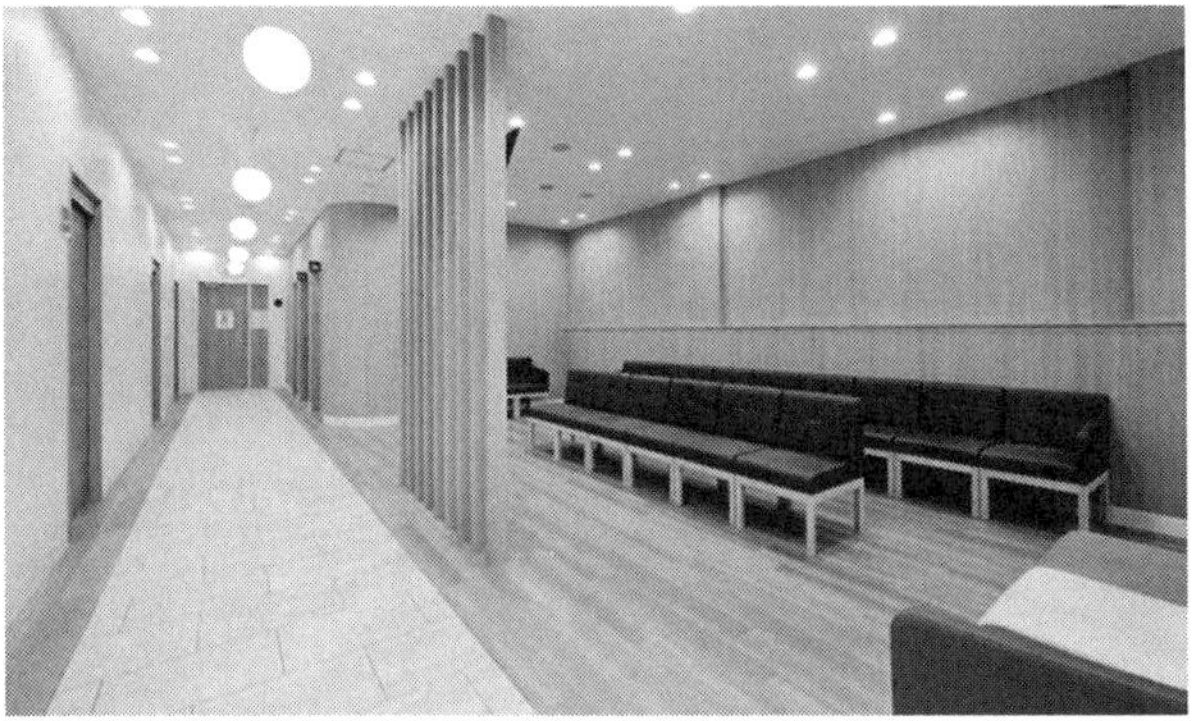

あまっているくらいの時期に開業するのが望ましいというのが私の持論です。そして、やるからには「これはできない」といった線引きはせず、どうしたらできるか知恵を絞り、実行する、というのが重要です。
なにしろ総合診療かかりつけ医自体、日本ではとても数が少なく、ロールモデルがなきに等しいので、それなら自分のやりたいことを思う存分やってみようと思ったのです。
現在のレイアウトは、1階にレントゲン、ＣＴ、ＭＲＩ、待合、2階に受付、会計、待合（上写真）、診察室が5つ、内視鏡室、検査室、リハビリ室となっています。そして駐車場は280台、もちろん無料です。入院設備こそありませんが、さまざまな病気や怪我の患者が来られ、小さな総合病院のようだと言う人もいます。

総合診療を行っていると、近隣のクリニックや総合病院、また地域包括支援センターの方など、さまざまな施設とのつながりも深まります。そうした施設や職種との連携も通して、患者と地域の架け橋となり、手厚くサポートしていけるクリニックでありたいと考えています。

スタッフを増員、全員で患者情報を共有

地域連携の項でもお話ししましたが、総合診療をするということはたった一人ですべてを担うということを意味しません。結果的に、患者にベストの治療ができて喜んでいただければよいので、そのためには周辺の病院との連携だけでなく、クリニック内の体制を充実させることも重要です。

開業時こそ医師は私一人でしたが、4年経った今は常勤非常勤併せて7人の先生方に来てもらい、小児科や脳神経外科、整形外科を担当してもらっています。

スタッフも、開業時は看護師2人、放射線技師1人、事務4人の7人でしたが、今では

50人と大所帯に。理学療法士、検査技師も増員しました。シフト制ですので常時全員がいるわけではありませんが、患者の情報は全員で共有しています。

マネジメントはそれぞれの職域のリーダーに任せ、シフト組みもしてもらっていて、私は毎朝の朝礼で気づいたことなどを手短に話すくらいです。何か困ったことがあったらいつでも相談を、と言っていますが人間関係のいざこざもなくやってこられています。また、スタッフ組織も縦割りを意識してはおらず、言いたいことがあれば誰でも私に直接言ってきてもいいようにしています。

月に1回は「ピザカンファ」といって、親睦や慰労も兼ね、みなでピザを食べながらざっくばらんに話をする場を設けています。なお、カンファレンスとは医療機関内で医師をはじめスタッフが集まり、患者の病状に関する情報を報告したり治療方針を決めたりする会議のことを指します。院内で行う正式なカンファレンスももちろん大事ですが、そうしたかしこまった場では言い出しにくいような、仕事上の不満なども、ピザカンファではどんどん出してほしいと言っています。でも、今のところ紛糾するようなことにはならず、いつも和やかです。

スタッフに求めるたった一つのこと

スタッフには採用時に、当院の「なんでも、いつでも診る」スタンスや総合診療のことを理解してもらうので、モチベーションも高く、忙しい毎日のなか本当によく役割を果たしてくれています。

それぞれの仕事内容に私が口を出すことはほとんどありません。スタッフ間で切磋琢磨し、日々の実務上の問題もスタッフのなかで話し合っています。それで解決に至らない場合は私に相談に来ますので、知らない間に問題が大きくなっていたということもありません。

自分でいうのもなんですが、風通しの良い職場環境だと自負しています。

そのため、スタッフ教育などというのはおこがましいくらいなのですが、一つだけ、これは絶対に守ってほしいと常々、朝礼の場などで言い続けていることがあります。

それは「敬語で話す」ことです。

患者にはもちろん、スタッフ同士も患者がいるところでは敬語で話すことを徹底しています。それは、私がいちばん、大事にしていることです。

敬語はよそよそしい、とか、くだけた言葉で話すほうが親しみやすさを感じてもらいやすい、と言う人もいます。しかし、医療機関でスタッフがなれなれしく、ため口のように患者に話しかけると、どうしても相手を下に見ているようなニュアンスになるのが、私にはとても気になるのです。

もちろん、当のスタッフにそのつもりはないと思います。でも、患者はただでさえ、医療機関で緊張しているものですし、時代は変わってきたとはいえ、「先生に診ていただく」といったような、医師は偉くて自分より立場が上、と思っている高齢の方もいます。

そのかたくるしさをやわらげようと、友達に話すような言葉遣いをするのかもしれませんが、それではますます患者が萎縮してしまいます。

患者の多くは、私をはじめスタッフよりも年上です。日本はなぜか、高齢の方に対して子どもに話しかけるような言葉遣いをするのが許されるようなところがありますが、私にはどうしても受け入れられません。失礼きわまりない、と思ってしまいます。

敬語で話してもフレンドリーな接し方はできますし、逆に「患者さま」と不自然にこちらがへりくだるような言葉遣いにも疑問を感じます。どちらが上、下、ということではなく、相手に敬意を払い、丁寧に接することを心掛ければ、おのずと言葉遣いも敬語になっていきます。

お子さんに話しかけるときには、その子が理解できる言葉遣いであることが前提ですから、年齢によっては幼児言葉を使うなど臨機応変でいいと思いますが、だからといってぞんざいでいいということにはなりません。子どもであっても敬語で、丁寧に話すことは一緒です。

そして、時間があったらバックヤードで待機していたりしないで、患者がいる待合室へ行って、困っている人がいないかこちらからどんどん声をかけましょうということも常日頃スタッフに話しています。患者の訴えを待つのではなく、自分から行くことが、心理的な距離を縮め信頼をしてもらうのに最も大事なことだと思っています。

私がスタッフに、うるさいくらいこう言い続けるのには理由があります。

大学2年のある夜のこと、突然、母親から電話がかかってきました。「お父さんが倒れた」――慌てて翌日、故郷の静岡に戻り、総合病院の集中治療室で父と対面しました。

重い胆嚢炎にかかっており、手術で一命はとりとめたものの、その後脳出血も起こしてしまい、また手術を受けました。幸い成功しましたが、その後は地道なリハビリが待っていました。

手術を受けた急性期病院には1カ月ほど入院していました。私は週末のたびに大学のある福島から様子を見に行きました。母は電車で1時間かけて病院へ通い、朝から晩まで看病する生活を1年以上も続け、たいへんだったと思います。でも、そのような状況のなかで気になったことがありました。それは、看護師さんの態度がどうも冷たく感じられたことです。

いつも忙しそうにしていて点滴の取り換えや検温、整膚など日々のケアも、雑ということではないのですが機械的にこなしているような印象を受けました。そしてどこか、患者である父や私たち家族と距離をおくというか、話しかけても生返事だったり、挨拶すら返してもらえないこともありました。

そうした態度に対しては、怒りというよりは「なんでだろう」という疑問のほうが大きかったです。忙しいであろうことは分かるのですが、一言でいいので心細い思いをしている母や私に、優しい言葉をかけてほしかったという気持ちはあります。患者ならなおさら、そっけなくされると寂しいしつらいと思うのです。確かに自分の役割はきちんと果たしているのだと思うのですが、患者やその家族は〝弱い立場〟なので、もっと優しく接してほしいと、病院へ行くたびに思っていました。

病院全体に漂う、薬品のような独特の匂いもそこではことさら強く鼻につきました。「嫌な匂いだ」と思いました。これから医者になろうとしている自分でもそんなふうに感じるのですから、患者にとってはもっと不快であろうことが想像できました。そうであればなおさら、中で働く人たちは温かみをもって接し、患者が安心していられるようにするべき。自分が医師になったらそういう雰囲気づくりを心掛けよう、と強く思いました。

リハビリ病院へ移ると、理学療法士さんなどの父を担当してくれるスタッフは温かみがあり、頑張って歩けるようになりましょうね、と励ましの言葉もかけてもらえました。その言葉に助けられ、父のリハビリは順調に進みました。もちろんリハビリの内容が良かったからこそと思う一方で、励ましや温かく接してくれることも、回復の後押しになった、と強く思います。

こうした経験から、自分が開業したら優しい言葉と気遣いで、患者や家族に安心してもらえるクリニックにしたかったのです。

心の通う医療を

もちろんスタッフに言うばかりではありません。私も、患者に安心感と信頼感をもってもらえるような接し方を心掛けています。

診察は、患者が診察室に入ってきた瞬間から始まる、と思っています。ドアを開けたときの表情や顔色、声の大きさ、トーン、こちらに歩いてくる様子などを観察します。そして患者が椅子にかけたら、体を患者のほうへ向け、お話をしっかり聴くようにします。当たり前じゃないか、と思われるかもしれませんが、電子カルテが普及してから、患者を前にしても目も合わせず、パソコンのほうばかり見ている医師はとても多いのです。患者はただでさえ緊張しているでしょうに、医師がそんな態度ではますます居心地が悪くなり、とても親近感や信頼感などもてません。

特にかかりつけ医になろうとする医師にとっては致命的なイメージダウンになってしま

います。かといって、気に入られるためのノウハウとしてそうすべき、といっているのではありません。人としての礼儀の話です。相手に敬意を払っていれば、自分に話をしている人に対して体も向けず顔も合わさないなどといった態度はとれないはずです。

そしてできるだけ、患者と同じ目の高さになるようにしています。これはスタッフにもよく言っていることです。患者が座っていたら、こちらもしゃがんで、お子さんだったら、親御さんの了承を得られれば抱き上げるなどして、決してこちらが見下ろすことのないようにしています。

これにも実は過去の経験が影響しています。

医大の5年生になると、附属病院での実習が始まります。学生の立場とはいえ、初めて医師と行動をともにしたので、見るものすべてが新鮮で、当初はうきうきしていました。ぶかぶかの白衣を着て鏡の前に立ち、似合っているかなあなんてながめていたりすると、自分もいずれ医師になるんだ、といった自覚のようなものが芽生えてきますし、実際に主治医と私が二人一組で、患者を受け持つので責任感も出てきます。

そうして主治医の後をついて回診に行ったときのことです。ほかの医師のことは分からないのですが、その主治医はベッドサイドに立ったままでした。患者はベッドに寝ているか上半身を起こしているかなので、いずれにしても見下ろされるような恰好になります。医師も患者もそれが普通なのかもしれませんが、私はとても嫌な感じを受けました。上から見下ろしてなんとも思わないのだろうか、見下ろされて怖くはないのだろうか、と思ったのです。

そこで、私が患者に話しかけるときには、まあ学生なので当然ですが、常にしゃがんで患者と同じ目線で話をするようにしました。

思えば私は子どもの頃から、自分より小さな子と話をするときにはしゃがんで、相手と目線の高さを合わせることを自然にしていました。なので、ベッドにいる患者と話をするときにも、そうすることが自分にとってはごく自然なことだったのです。視線を合わせることは、信頼関係を築くうえで、とても大事なことだと思っています。

また、先入観をもった診療はしないよう気をつけています。腰痛や肩こりなど体の痛みは高齢の患者からよくある訴えですが、「お年ですからしかたありませんね」などと、加齢のせいと決めつけるようなことは絶対に言いません。誰に対しても、幅広くいろいろな病気の可能性を考え、検査を行い、その結果で判断する、という流れに沿って、客観的な目で診断をしていきます。

たとえ同じ症状で何度も受診してくるケースでも、「ああ、いつもの」となあなあの診察をすると、誤診につながる恐れがあります。例えば頭痛を繰り返す患者がいたとして、いつもはストレスなどにより肩や首の筋肉が張って誘発される頭痛だが、あるとき強い痛みとともに目が見えにくい感じがした、という場合は、いつもの頭痛ではなく脳梗塞などの脳の異常が疑われます。しかし、いつもストレスによる頭痛だからと先入観をもって診てしまうと、そのような危険な兆候に気づかず、取返しのつかないことになってしまいます。

患者の目線になれるかどうか
患者にとことん優しくできるか
患者を突き放さないで、患者が納得できる形で治療できるか

この3つの視点が総合診療かかりつけ医にとってとても重要であり、すべてといっても

過言ではありません。私自身、これらをいつも自問しながら、診療に励んでいます。

もう1回来てくださいね

診察をして、薬を処方して「これでもし治らなかったら来てくださいね」というのはよくある診療室でのワンシーンだと思います。でも私はそうではなく、「もう一回来てくださいね」と言うようにしています。

それは、自分が出した薬で良くなったかを自分で確認したいという思いがあるからです。出された薬であまり良くならなかったとき、患者のなかには自分の服用のしかたがよくなかったんじゃないか、とか、せっかく薬を出してくれたのに申し訳ない、とかいう気持ちになり、受診をしなくなってしまう人がいます。一方で「この薬はあまり効かなかった。あの医者はやぶだ。もう行かない」と、やはり来なくなってしまう人もいます。

いずれにしても、自己判断で受診しなくなるのが問題です。薬の効きが良くなかったのはこちらとしても申し訳なく思うのですが、その場合は量を増やしたり、同じ効能をもつ別の成分の薬に替えたりなどの対策も立てられます。

また、薬がよく効いて治ったときも、「もうなんともないから医者に行かなくてもいいじゃない」と思われるかもしれませんが、治った状態を維持するためにもう少し薬を続けるほうがいい場合もありますし、少しずつ減らしていくほうが、予後がいいこともあります。いっときは良くなったけれどまたぶり返してしまい再診するよりは、長く健康な状態を保ってできるだけ医者の世話にならないほうがいいと思いますので、治ったとしてもその確認をさせていただきたい気持ちがあります。

その気持ちは、自分が外科医になりたての頃からずっと変わらず持ち続けています。

初めて自分が執刀医として行った手術のことは今もはっきり覚えています。60代の男性患者で、そけいヘルニアの手術でした。外科手術の中では難度が最も低いとされている手術で、通常は30分程度で終了することがほとんどなのですが、新人の私は1時間以上かけ、先輩医師に教えていただきながらの手術でした。患者には、心のなかで何度もすみません、と謝りました。

終えた瞬間、「初めて自分でメスを握って手術したんだ」と感慨深かったです。でも、安心はできません。傷口は腫れたりしていないか、体調に異変はないか、患者が入院している2泊3日の間、気が気ではありませんでした。

そけいヘルニアで予後が良い場合は1日1回の回診で十分だったのですが、私は患者の様子が気になって気になって、どうですか？　気になることはありませんか？と、1日朝昼晩とベッドサイドへ伺ったものでした。患者には「先生、どうしたの？　ひまなの？」「ぼく、もしかしてなにか悪いの？」と言われながら……。

退院日、元気にお帰りになったので、とてもほっとしましたしうれしかったです。初心忘るべからずで、あの新人外科医時代の、患者のことが気がかりで心配でしかたがなかった気持ちは、今でも変わらないのです。

コロナ禍で発熱外来を開設

私のクリニックでは2020年の最初の緊急事態宣言が出された頃も一貫して、発熱や風邪の症状がある患者も受診できる体制をとっています。

特別に時間枠を設け発熱外来時間とし、ほかの症状の患者と待合室で会わないようにしていますので、安心して受診してもらえます。

［図表６］　参考　当院の受診者地域別分布（2018 年）

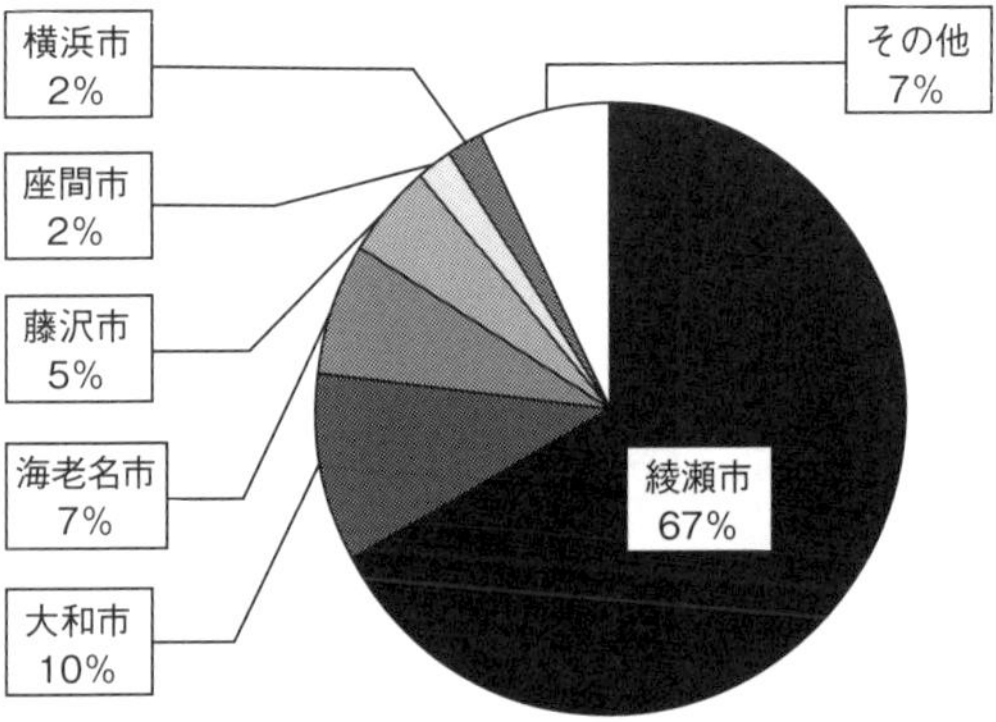

データはコロナ禍以前のもの。2018 年の年間受診者 7000 人を居住地域別で見ると、地元の綾瀬市が最も多いものの、市外からの受診者も３割程度いる。コロナ禍以降、発熱外来を開設してからは市外の受診者が増加傾向にある。

普段からかかりつけ医に通院している患者にとってみれば、ワクチンもそのかかりつけ医で打ちたいでしょうし、発熱があったときにも自分のかかりつけ医で診てもらい、新型コロナウイルス感染の検査もしてもらいたい、と思うのは当然のことです。それができない今の体制が不自然なのです。

扁桃腺炎など本人も把握している持病があり、そのために発熱しているのが分かっているのに、いつも行くかかりつけ医から「熱のある人は診ない」と門前払いされてしまった、などという話を聞きますが、理不尽としかいいようがありません。

実際、当院の患者は口をそろえて、いざというときにはここに来ればよいと思えるのは幸せだよね、と言ってくれています。

発熱外来の受診は、当院がある綾瀬市住民だけでなく、横浜市や川崎市といった遠方から車でという方も大勢います。それだけ、近隣のかかりつけ医では発熱を診ない、コロナウイルスの検査をするところがない、ということなのです。

そして万が一、PCR検査で陽性となった場合でも、近隣の、新型コロナウイルス感染症を診てくれる病院に紹介ができます。日頃から地域連携をしっかり行っていますので、こうしたいわば有事にも、患者を第一に考えたスムーズな対応ができるのです。

マスコミからも注目される存在

開業して3年目の2020年春先、あるローカルのテレビ局から当院に連絡が入りました。週1回、いわゆる〝スーパードクター〟を紹介する番組で、当院の総合診療に注目してくれたとのこと。赤ちゃんから高齢者まで、どんな症状でも診ることを掲げているクリニックはなかなかないので、ぜひ紹介したい、という話でした。

神の手との異名をもつような、外科手術に優れた医師の紹介も話題性はあるものの、観る側にとっては、自分や近しい人がその病気にかかっているのでなければお世話になることはない、ということで意外と印象に残りにくいものだそうです。しかし、なんでも診るとなると、住んでいる地域によりますが、もしかしたら自分もいつかかかるかもしれない、ということで注目度が高まるということでした。

これを聞いて「やはり、世間は総合診療かかりつけ医を求めているのでは」と思いました。今は、そういった医師がいないから、診療科別、臓器別に自分で探していかざるを得ないけれど、もしどんなことでもここ一カ所でOKという医療機関が近くにあれば、住民の方にとっては楽ですし、うれしいでしょう。

そのテレビ番組を皮切りに、全国ネットでも取り上げていただき、コロナ禍になってからは、発熱外来を開設し、抗原検査やＰＣＲ検査を行っているかかりつけ医ということで、何度か紹介されました。

コロナ禍以降はより、かかりつけ医への注目が高まり、自分のかかりつけ医は誰だろう、と考える機会を一人ひとりがもつようになったのではと思っています。そして、それは決してコロナ禍が過ぎ去ったら忘れられてしまうような、一過性の関心事にしてはならない、とも思っています。

これから高齢化がますます進み、複数の病気を抱えたり介護が必要になったりする人が増えていきます。一人ひとりが理想のかかりつけ医について考える機会はますます増えていくでしょうし、総合診療かかりつけ医を望む声もこれから、ますます高まっていくはずです。私の診療スタイルに目をつけたマスコミはそんな将来のニーズを先取りしたのかもしれませんが、いずれにしても、総合診療かかりつけ医はメディアからも注目されつつある存在、といえるのです。

［第5章］

「総合診療かかりつけ医」が増えれば、救われる患者も増える

高齢社会の医療は専門性よりも総合力

高齢者は一人で複数の疾患を抱えがちです。その高齢者の割合が今後ますます高くなっていく日本で、限られた医療資源を無駄なく、人的パワーを疲弊させることなく使っていくには、まとめてなんでも診られる医療機関や医師をたくさん増やすことが重要、と私は考えています。

実際、国も総合診療の重要性を認識し、一部の国公立大学との協力体制のもと、総合診療医を養成するセンターを開設していますが、それはあくまでも総合診療医を育てることに主眼がおかれており、地域の「かかりつけ医」としての総合診療医は想定されていないと思われます。

しかし、今の日本に本当に必要なのは、大病院の一診療科としての総合診療ではなく、地域で総合診療を行う開業医であることは、これまで私が何度も主張してきたとおりです。ほかをあたってても原因が分からないケースを診る、というのでは、医療資源の無駄は解消されませんし、患者にも負担がかかります。そうではなく、最初にかかる医療の入り口であり、その先の適切なルートを提示する、そうすればロスも負担もなく、患者が安心して必要な医療を受けられます。その入り口を担うのが、総合診療かかりつけ医なのです。

医師のキャリア形成という視点から見ると、この「総合診療かかりつけ医」は、今実際になっている人も少ないゆえ、キャリアとして認められにくい実状があります。あけすけにいえば「はくが付かない」のです。

医師の出世コースといえば、大学病院の医局に入って講師、准教授、教授、あるいは総合病院で診療科長、部長、といったように昇進していくパターンが典型的です。その点は企業での昇進と変わりません。そして開業医は独立した医師であり、自分の腕一本でやっていくフリーランスのようなものです。

そう考えると、自由にやれる一方で、医局のなかで出世を目指していくのとは別のキャリアを歩むことになりますので、今の医療界の価値観では少し下に見られてしまう傾向はないとはいえません。

開業医は親から引き継ぐ、あるいは病院勤務を経て歳を重ね、体力が少し落ちてきたり、自分のペースで診療をしたくなって開く、という人が多く、そういう場合は親の意向が強かったり、自分のこれまでの専門を活かして、ということになったりしますので、なかなか総合診療科で、ということにはなりにくいのが実状です。

また、今の医療界の価値観では、どれだけ自分の専門で実績を残せるか、が高評価の基準となっているのは否めません。例えば心臓の手術がうまければ「名医」「神の手」など一目おかれるのです。

そもそも総合診療という考え方自体、歴史が浅いので、歳を重ねた医師にはなじみにくいと思います。今まで専門医でやってきたのに、開業は総合診療で、というのは傍から見ても現実的ではありません。

ましてや、大学病院から地域の病院勤務を経て、体力的に厳しくなったという理由で開業医へ、というキャリアパターンでは、年齢が上がるにつれて専門性をアップデートする機会もおろそかになりがちです。

そうなると、総合診療のトレーニングもできず、自分のもともとの専門領域も古い知識のままで、ただ標ぼうは自由にできるから、と、いくつもの診療科目を看板に掲げてしまうのです。まさに「名ばかりかかりつけ医」が量産されてしまうことにつながりかねません。

頭のなかでは、患者に最も近い存在で、いつでもなんでも診られる総合診療かかりつけ医は理想の医師の姿、と理解いただけたとしても、実際にそういった医師が増えなければ絵に描いたもちのままであり、超高齢社会を背景とする医療の問題点はいつまで経っても解決に至りません。

総合診療かかりつけ医を自治体公認の施設に

かかりつけ医という言葉自体は昔からあり、目新しさに欠けるとは私も思います。しかし、私が考えているかかりつけ医のイメージは、ほとんどの方が抱いているイメージよりずっと「重い」のです。赤ちゃんから高齢の方まで誰でも、どんな症状でも診る、しかも最初に、となれば命を預かるも同然です。急病でも、大怪我を負うようなアクシデントでも、「ほかへ行って」などとは言いません。自分のところで治療が完結するのか、別の高度な医療が行える施設に送るほうが良いのか、自分の判断次第でその方の予後が決まるのですから責任重大です。

裏を返せば、地域住民の健康を最前線で守る立場です。その重要性を国なり自治体なりに認めてもらいたい、という気持ちはあります。市町村に最低一つ、自治体認定の総合診療かかりつけクリニックができたらいいなと思っています。住民数の多いところであればもっと多くても良いと思います。今ある当番医のように、なにかあったらここを受けましょうと住民に広く告知してもらいたいのです。

誤解してほしくないのは、すべてのかかりつけ医を公的な機関にするべき、といっているのではありません。公的にすると診療報酬などに国の〝縛り〟がかかる可能性があり、患者、医療機関の双方にとって自由度が低くなると予想されます。もっとも、このあたりは十分、議論の余地があるとは思いますが、住民一人ひとりと医療機関を公的に紐づけるべきとまでは私は考えていません。それでは日本に根付いているフリーアクセスを根本から変えることにもなり、混乱は必至です。

まずは国や自治体が認める医療機関である、といった〝お墨付き〟があればいいのです。それで住民の方にも周知され、利用が進めばいいと思っています。

日本は現状フリーアクセスなので、専門性の高い医療機関に行くか、総合診療かかりつけ医に行くかはあくまで患者の意思によります。

市町村認定の総合診療かかりつけ医を設置し、なにかあればここを受診するよう案内してほしいという私の考えも強制はできません。ただ、その総合診療かかりつけクリニックが本当に地域のみなさんのことを思い、精度の高い検査に確実な診断、治療ができるのであれば、みなはそこを選ぶはずです。それと同じように、診療科別のクリニックでもクオリティの高い医療を提供すればいい話です。医療機関同士切磋琢磨し、地域医療が充実するのであれば住民のみなさんにとってこれほど良いことはありません。

そして、総合診療クリニックで働く医師やスタッフにとっても、国や自治体のお墨付きが得られれば、モチベーションが保たれますし、住民へ周知され利用が進めば経営への不安も軽減します。これなら開業したい、という医師も増えるはずです。

また、国や自治体が認定する総合診療クリニックがあれば、有事のときにも存在感を発揮し地域医療に貢献できるものと考えます。

想像したくありませんが、例えば今回の新型コロナウイルスのように、感染力が強く、致死率も高いウイルスが今後も流行しないとは断言できません。また、大災害が起こる可能性も否定はできません。

有事の際は、地域ごとに「入り口」を設けることが大事であると、私たちは今回のコロナ禍で学んだはずです。そのようなときに、地域に一つ、国や自治体が認めた総合診療かかりつけクリニックがあれば、国が、人材も物資も場所も支援をし、感染治療、災害治療の入り口をつくることも可能になります。

まず、市民が駆け込む場所、問い合わせするところを総合診療クリニックに集約し、そこから、重症な方は総合病院に転院します。一方、軽症の方は自宅で療養をし、適宜医師、看護師、保健師とやりとりできるようにする、といったように、です。

有事の際は、国の支援のもと、総合診療クリニックの院長が指揮をとり、人材、物資、場所の拡張などを行う。そして平時に戻ったら、通常の診療に戻す。こうした柔軟性が、大事だと考えます。

医学生時から「総合診療」を目指せる仕組みを

私は30代で総合診療医として開業しました。4年続けてみて、自分としてはベストのタイミングで開業できたと思っています。

というのも、50代、60代になってから、それまでの環境とがらっと変えて、いつでも、なんでも診る総合診療医として新たなキャリアを積むのは、やはり体力面でなかなか厳しいと感じるからです。

とはいえ、20代では幅広くさまざまな診療科のことを学ぶという経験が足りません。医学部卒業後10年程度研鑽を積み、開業準備をして、となると30代後半〜40代前半が開業に適した年代なのです。

ただし、医学部に、総合診療かかりつけ医になるためのカリキュラムができたとしたら、もっと早い開業が可能になるかもしれません。

総合診療医養成センターができたとはいえ、一部の地域に限られており、体制は十分とはいえません。また、現時点では開業のサポートまでを網羅する組織にはなっていません。

すべての医大で、実習時から希望者は総合診療かかりつけ医のもとで研修を受けられるようにし、総合診療がいかに地域医療にとって重要か、やりがいのあるものかを伝える機会が増えたらと思っています。同時に、開業までのキャリアパスをつくり、我こそはと思う医学生には、それに則って開業のサポートまで、ある程度国や自治体の援助を得ながら行える、といった仕組みができれば良いのです。

アイデアレベルではありますが、自分の経験を基に、総合診療かかりつけ医を育成するために必要なことと習得ステップを考えてみました。

〈内科も外科もできる総合診療かかりつけ医に必要なこと〉

(1) 生活習慣病（高血圧、糖尿病、脂質異常など）の診断、治療ができる
(2) 呼吸器疾患（気管支喘息、肺気腫、肺炎）の診断、治療ができる
(3) 心臓病（心筋梗塞、不整脈、心不全）の診断、治療ができる
(4) 内科救急、外科救急（頭痛、胸痛、腹痛、背部痛）の診断、治療ができる

(5) マイナーな診療科の救急（眼科、耳鼻科、皮膚科）の診断、治療ができる
(6) 心療内科、精神科のメジャーな疾患（うつ病、不眠症、適応障害など）の診断、治療ができる
(7) 整形外科（首、肩、腰、膝の痛み、骨折、骨粗鬆症）の診断、治療ができる
(8) 認知症の診断、治療ができる
(9) 傷の縫合ができる
(10) 感染症の診断、治療ができる
(11) レントゲン、CT、MRIの読影ができる
(12) 主な薬剤を処方することができる
(13) 患者の目線にたって、診療できる
(14) 患者に優しくできる
(15) 「いつでも、なんでも、誰でも、まず診る」という気持ちをもっている

特に、(13)、(14)、(15)が、いちばん大事です。

〈習得ステップ〉

1年目　内科（特に循環器、呼吸器、消化器）

2年目　外科、整形外科、麻酔科。
外科ではたくさんの画像診断を勉強し、手術が必要かどうかの見極めができるようにする。

3年目〜5年目　救急科（特に1次〜2次救急）。および精神科、放射線科のプライマリ・ケアを中心に勉強。

6年目　内科外来・検査（自分が好きな科、小児科・外来）

7年目　内科外来・検査（自分が好きな科）

8年目〜10年目　全国の総合診療クリニック（国が指定する）数カ所で研修しながら、開業準備。医師複数名で開業するのもよい。

11年目　地元で開業

以上は、私が実際に総合診療クリニックを開業してみて、あらためてそれまでの経緯を振り返ったときに、必要だと思ったことです。私自身は、総合病院の救急センターや総合診療科で臨床経験を積み勉強しましたが、将来的に、総合診療かかりつけ医が全国に増え、育成の仕組みや制度が整ったなら、国が全国の総合診療クリニックから研修先を指定し、そこで研鑽を積めるようになれば良いと考えます。

そして、これらの研鑽を積むなかで、

患者の目線になれるかどうか

患者にとことん優しくできるか

患者を突き放さないで、患者が納得できる形で治療できるか

と常に自分に問いかけ、実行できるマインドを育てるのも大切なことはいうまでもありません。

また、ご承知のとおり開業にはまとまった資金が必要です。その貸付も、総合診療かかりつけ医として開業する場合は好条件で受けられる、というようなことになったとしたら、開業のハードルはかなり低くできます。資金力が心もとない若手医師も開業しやすくなる

と思われます。

　これらは私の個人的な構想であり青写真で、世の中そう都合よくいかない、と一蹴する人もいるかもしれません。でも、これからの日本の医療にとって、かかりつけ医がキーになることは国も認めており、そのかかりつけ医がきちんと住民のためになるよう機能するには、専門だけにこだわらず広く診られることやいつでも受け入れられることが望ましいのは明らかです。それを実現させるためにどうしたらいいか、アイデアレベルであっても声を上げていくことは決して無駄なことではない、と強く信じています。

「人生は見たり、聞いたり、試したり。3つの知恵でまとまっているが、多くの人は見たり聞いたりばかりで、一番重要な　試したり　をほとんどしない」。これは本田技研工業創業者　本田宗一郎氏の言葉です。見たり聞いたりして勉強するのはもちろんいいことなのですが、そればかりでは前に進みません。早々に行動して試す、この機運が日本の医療改革にも高まればと思います。

　ましてや、超高齢社会、少子化の流れは待ったなしの状況です。今が、とりかかる好機なのです。

医療が進歩した今こそ、「なんでも診る」が命を救う

総合診療かかりつけ医が増え、地域のみなさんが「なにかあったらここ」と自分のかかりつけ医を決めて受診できるようになれば、今回のコロナ禍のような有事でも「かかりつけ医が分からない」「かかりつけ医だと思っていたのに受診できず、ワクチンも拒否された」といった混乱は避けられます。

そして、一人の患者があちらこちらと複数の医療機関をやたらに受診することもなくなり、医療費を含む医療資源も無駄がなくなるはずです。なにより、たらい回しや原因不明のまま対症療法だけが行われるリスクも減り、命が守られるのです。

医療の進歩は人々に、多くの恩恵をもたらしています。しかしその一方、医療の細分化と専門化も進んだことにより、一人の医師が診ることのできる範囲がどんどん狭くなっているのも事実です。

例えば腰部には腸や膀胱、生殖器などさまざまな臓器があり、多くの血管が通っており、もちろん筋肉や骨もありますが、消化器科は腸を診ても近くにある泌尿器や生殖器は診療

の対象にならず、循環器科は血管を診ても、血管が通っている筋肉や各臓器の異常はほかへ行って、というのが普通になってしまっています。

また、日本はフリーアクセスゆえ、あちらこちらへ臓器別に受診することができるようになっていますが、ここで診てもらえるかもと訪れた医療機関が、確実に自分の抱えている症状を診てくれるところである保証はありません。なぜなら、医療の専門知識をもたない一般の方が選んでいるにすぎないからです。

さらに、人間は単なる臓器の寄せ集めではなく、臓器や組織が影響し合って発症したり症状が進んだりします。どんなにたくさんの医者にかかっていても、それらの医師が自分の専門とする臓器のことしか分からなければ、肝心の、患者の命に対して責任を負うのは誰なのかが、不明確です。まさに、患者からすると「結局、私の主治医は？　命を守ってくれるのは誰？」ということになってしまうのです。

こうした問題を解決するのが「総合診療かかりつけ医」である、と私は信じています。

「なんでも診る」総合診療であれば、患者が訴えてくる症状から、可能性のある複数の疾患を、臓器にとらわれず判断することが可能です。現状のように、医療の専門知識があるわけではない患者が受診先を判断するよりも、確実性の高い診察が行え原因をつきとめることが可能なのです。

もちろん、それでより専門的な診療を要する場合は、総合病院や専門医への紹介もできますので安心です。患者にとってみれば、たらい回しにされることもなく、うちではないからほかへ行って、と冷たくされることもなく、自分を苦しめる症状の原因が分かり、治癒への道筋がひらけるのですから、納得度は高いと思います。

総合診療かかりつけ医がもっと日本に増え、患者が最初にかかる医療機関として利用が進めば、国が目指している地域医療構想に基づく医療機関の役割分担も明確になり、その結果、大病院が軽症者の対応に追われ重症者を診る余裕がなくなるなどということも解決に向かうと考えます。

また、総合診療かかりつけ医がいつも、地域の患者を診ることになれば信頼関係も築きやすくなるので、一般の人が抱きがちな、病気に対する思い込みや勘違い、またメディアから得た誤った情報を正す機会も増えるかもしれません。それにより一般の方が誤った知識や情報に振り回されることがなくなるので、予防や早期発見がしやすくなる、といったメリットも考えられます。

長いお付き合いができれば、顔見知りの医師が近くにいるなら……と、なんらかの病気で入院したとしても容体が安定すれば、できるだけ在宅へ、という流れもスムーズにいくかもしれません。

入院加療が必要な状態でなければ、できるだけ家から通院したり在宅医療を受けたりして、住み慣れた地域で暮らすということが無理なくできるようになるのです。それは国の方針にもかなっています。

総合診療かかりつけ医が日本に増えることによって、もたらされると考えられる恩恵をいくつも列挙しましたが、なにより大切なのは、救える患者が増えるであろうこと。せっかく高度に発展した医療技術をもつ日本なのに、医療の「入り口」が整備されていないために、適切な治療ルートにのらず悪化させてしまうなどで救える命も救えないのは誠に遺憾です。総合診療かかりつけ医にできるだけたくさんの医師が手を挙げ、全国に広がり、患者を適切な治療ルートへのせる役割を担い、一人でも多くの方の命を救って、みなが地域で安心して暮らせるようになることを願ってやみません。

おわりに

小学校高学年のとき、なんの気なしに手にとったシュバイツァーの伝記で、私は医者という職業を知りました。

シュバイツァー博士は、若い頃は音楽家として活動していましたが、30歳のときに医学の勉強を始めて医師になりました。その後、アフリカの貧しい国に一人で赴き診療所をつくって、現地住民の命を救うことに半生をささげた偉人として、世界中にその名を知らしめています。

「なんでも診る、いつでも診る」総合診療も、根底にある精神性はこのシュバイツァー博士に通じるものがあると私は思っています。

読んだ当時は正直なところ、そこまで深い思い入れがあったわけではなかったのですが、本の内容はずっと私の心の奥底に残っていたのだと思います。高校に入る頃には自然に、医師になりたいと考えるようになりました。

シュバイツァー博士の伝記でもう一つ、子ども心に響いたのは、「わけへだてなく」診る姿勢でした。人種や国籍の違いなどで差別などせず、困っている人に身をささげ尽くす姿に、幼い頃から聞かされていた母の言葉が重なったからだと思います。

私の母は韓国籍で、40年前に日本人の父と結婚して海を渡り、ずっと日本で生活をしています。異国の地で本当に右も左も、言葉も分からないなか、私を育ててくれました。40年前は戦後ということもあり今よりももっと外国人に対する差別意識は強かった時代だと思います。母が実際、差別を受けていたのかどうか私には分かりません。でも、私が物心ついたときから、区別は良いが差別は絶対にしてはいけない、と繰り返し言ってきたのをよく覚えています。

まだ幼い自分にはあまりピンと来なかったのは確かなのですが、男女の区別もあるし、体が大きい子もいれば小さい子もいるけれど、どちらが上ということは決してなく、誰とでも平等に接しなさいとずっと言われていたので、誰に対してもわけへだてなく接し、弱い立場の子には手を差し伸べることも自然に行っていました。

小学生時代、足が不自由なクラスメイトがいて、マラソン大会はいつも周回遅れでびりだったのです。私は運動が得意だったので上位でゴールするのですが、その後すぐ、トラックを最後尾で走っているその子のところへ行って、一緒に走っていたのです。それを先生が見ていて、たぶん、いじめなどなにかあったとしても私が守ってくれるだろうと思ったらしく、その子とは卒業までずっと同じクラスにしてくれたのです。

そういうことが自然にできるというのも幼い頃から母が、差別をしないようにと言ってきたことが刷り込まれていたからではないかと思うのです。

私が総合診療かかりつけ医として開業し、もうすぐ5年になろうとしています。本書では、ここに至るまでの経験も交え、総合診療かかりつけ医とは何か、どれほど地域医療にとって重要な役割を果たし得るか、私が日頃考えていることをさまざまな視点から述べさせていただきましたが、総合診療かかりつけ医に最も求められる資質はやはり、シュバイツァー博士のように、差別なく誰にでも手を差し伸べる、身を挺して人のために尽くす精神性だと思っています。という私も、決して聖人君子などではなく、新しい発見や勉強の日々であり反省することも多々ありますが、「なんでも診る、いつでも診る」ことにかけては、労力を惜しまないと、それだけは自信をもって言えます。

毎日、ほぼ休みなく診療していますが、患者から「この土地に来てくれて良かった、助かった」という声をいただくと疲れも吹き飛びます。自分よりも年上の方が多く、「医者先生」と一目おかれるというよりは、まるで息子のように、温かく見守り応援してもらえているのがとてもありがたいです。地域みなで当院を盛り立てようとする雰囲気も感じております。患者との心理的距離が近く、とてもやりがいのある仕事です。

同じように、総合診療かかりつけ医として地域医療に貢献している医師は、全国を見渡せばほかにもいると思いますが、まだわずかですし、個々人が草の根レベルで頑張っている印象です。私自身もそうです。それゆえ、あまり目立ちません。やりがいのある仕事なのに、その魅力がなかなかほかの医療従事者やこれからの医療を担う学生たちに伝わらないことを歯がゆく思っています。

国や自治体がどれほど、地域医療でのプライマリ・ケアの重要性を声高に叫んでも、その担い手が増えなければ現実のものになりません。待ったなしの超高齢社会に、医療体制そのものが疲弊し、崩壊する恐れすらあるのです。

ぜひ国には教育体制や、開業のサポートなど総合診療かかりつけ医を増やす施策を望みます。また本稿で述べたように地域ごとに総合診療かかりつけ医療機関を認定し、住民が困ったらまずここへ、といった足がかりになるようにしてほしいのです。

そして、もし医学生の方で本書を読んでくれている方がいたら、総合診療かかりつけ医という道も医師としてのキャリアの選択肢にあることを知っていただきたいですし、地域医療への貢献度も高く、やりがいのある仕事であることも伝わればと願ってやみません。

当院のホームページを見ていただければお分かりになると思いますが、当院のロゴは重く大きな地球を、柔らかいリボンが支えているデザインです。これは、一人の重い命を、周りの人たちが支えていることを表しています。「なんでも診る、いつでも診る」で多くの方が救われ、かつ日本の医療も円滑に行われるようになってほしいのです。

最後になりましたが、患者のためにいつも笑顔で温かく尽くしてくれる当院のスタッフ、折に触れアドバイスをくださる地域の連携医療機関の先生方、そして「先生、忙しいだろうけれど体をこわさないようにね」とねぎらい応援してくださる患者とそのご家族に心より感謝の意を表し、本書の結びとします。

菊池大和（きくち やまと）
医療法人ONE理事長
きくち総合診療クリニック院長
2004年3月福島県立医科大学医学部卒業、4月浜松医科大学医学部附属病院 初期研修医、2005年5月袋井市民病院 外科 研修医、2006年4月磐田市立総合病院 外科 後期研修医、2008年4月国立がんセンター東病院 呼吸器外科 レジデント、2009年9月湘南東部総合病院 外科 外科科長 救急センター長／湘南地区メディカルコントロール協議会登録指示医、2016年4月座間総合病院 総合診療科、2017年きくち総合診療クリニック開業

本書についての
ご意見・ご感想はコチラ

「総合診療かかりつけ医」が患者を救う

二〇二一年一二月一五日 第一刷発行

著 者 菊池大和
発行人 久保田貴幸
発行元 株式会社 幻冬舎メディアコンサルティング
〒一五一-〇〇五一 東京都渋谷区千駄ヶ谷四-九-七
電話 〇三-五四一一-六四四〇（編集）
発売元 株式会社 幻冬舎
〒一五一-〇〇五一 東京都渋谷区千駄ヶ谷四-九-七
電話 〇三-五四一一-六二二二（営業）
印刷・製本 中央精版印刷株式会社
装 丁 弓田和則

検印廃止

Printed in Japan ISBN 978-4-344-93693-5 C0047
幻冬舎メディアコンサルティングHP http://www.gentosha-mc.com/